AF450512

DE L'INUTILITÉ

ET

DES DANGERS

DE LA VACCINE,

PROUVÉ PAR LES FAITS;

PAR LE CITOYEN GOETZ,

Docteur en Médecine.

In omnibus festina lente.
Dans tout ce que tu fais hâte-toi lentement.

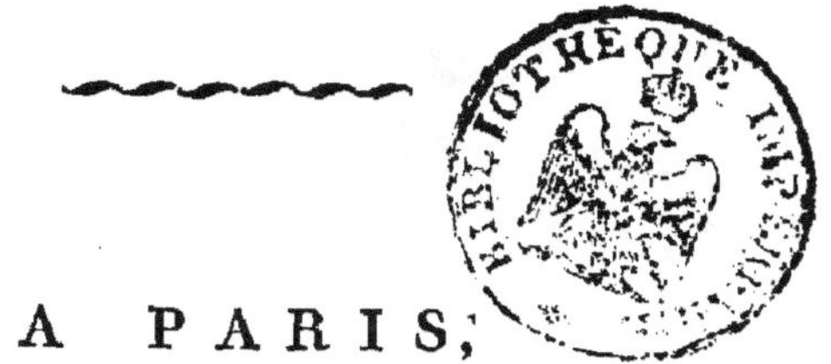

A PARIS;

Chez PETIT, libraire, Palais du Tribunat, galerie
vitrée, en face les galeries de bois, n°. 229.

AN XI. — (1802.)

DE L'INUTILITÉ

ET

DES DANGERS

DE LA VACCINE.

Je m'étais proposé de m'en tenir uniquement à ce que j'ai imprimé, non sans beaucoup de difficultés, sur la Vaccine dans plusieurs papiers publics. J'ai fait alors assez connaître ce que je pense à ce sujet, et combien je suis éloigné d'échanger une méthode qui m'a toujours réussi contre une nouveauté souvent dangereuse dans ses effets, et dont l'infaillibilité n'est que trop malheureusement une contre - vérité. Des hommes, aussi recommandables par leurs profondes connaissances dans l'art de guérir, que par leur amour pour le bien public, ont démontré, dans leurs écrits solidement raisonnés, et prouvé par des faits nombreux, que, non-seulement la Vaccine n'est pas un préservatif assuré contre la petite-vérole, mais qu'elle a marché plusieurs fois de compagnie avec elle ; que plusieurs sujets vaccinés ont pris ensuite la petite-vérole par la fréquentation de ceux qui en étaient infectés, soit naturellement ou par l'inoculation ; ils ont prouvé que nombre de vaccinés de tout sexe, ont péri des suites de la Vaccine, que plusieurs, qui existent encore, ont contracté par la Vaccine des maladies auxquelles ils n'étaient pas sujets auparavant : ils ont, en un mot, porté jusqu'à l'évidence les preuves de l'inutilité, je dis plus, des dangers de ce nouveau système, auquel on prétend cependant que tous les disciples d'Hippocrate et de Galien doivent avoir recours, par préférence, à tout autre moyen.

Un ouvrage ayant pour titre : *Rapport de la Commission Médico-Chirurgicale instituée à Milan*, traduit de l'italien par le citoyen Heurteloup, premier chirurgien des armées de la République, des sociétés de Paris, Bordeaux, etc., me force de reprendre la plume, bien convaincu cependant que tout ce qu'on pourra dire et écrire contre la Vaccine sera très-inutile, et qu'en dépit des faits et des preuves à l'appui, cette moderne Pandore trouvera des adorateurs et des grands prêtres jusqu'à ce que l'expérience et les pleurs de ses nombreuses victimes aient sappé les fondemens de ses temples.

Cette traduction littérale du citoyen Heurteloup, n'est, en grande partie, qu'une exposition répétée du système théorico-pratique de la commission établie à Paris pour suivre les progrès de la Vaccine, en publier les résultats, ce qu'elle fait avec beaucoup de zèle, sur-tout dans ce qui peut lui être favorable. Ce ne sont donc pas les principes du premier chirurgien des armées de la République que je prétends combattre, puisqu'il convient lui-même, et avoue avec une franchise très-louable assurément, (page 10 de son avant-propos), que ses connaissances étant très-bornées sur le fait dont il s'agit, il n'a pu donner *grand'chose* de son propre fond. Je ne me permettrai, dans cet opuscule, que quelques réflexions sur des faits bien avérés, qui détruisent sans replique le système qu'il prétend établir; d'ailleurs, un ouvrage de longue haleine étant au-dessus de mes forces actuelles, je ne veux opposer au jargon scientifique des partisans de la Vaccine, qu'une pratique de quarante années, couronnée par les plus grands succès. C'est par une théorie simple, basée sur l'étude approfondie de la nature de la petite-vérole, de ses causes, de sa marche journalière, de ses développemens

1 *

ordinaires et quelquefois irréguliers, que j'ai eu le bonheur de conserver à l'Etat un grand nombre d'individus, des enfans chéris à leurs familles et à toute la société, les grâces et les charmes de cette moitié si intéressante de l'espèce humaine.

La malignité, si perfide qu'elle soit, ne peut me supposer des idées opposées au bonheur général quand je publie mon opinion sur la Vaccine, sur son introduction dans mon pays. Je la regarde comme devant produire, par un mélange monstrueux, les effets les plus funestes. Je l'ai dit, je l'ai écrit, j'ai dû faire l'un et l'autre : un vil intérêt, une prévention déplacée, ne sont pas les motifs qui m'ont conduit, et je regarderais l'application du *cowpox* vaccin, comme la plus sublime conception, la plus utile découverte ; je serais le premier à la recommander, à en prescrire l'usage de préférence à tout autre, si les préconiseurs de cette nouvelle méthode avaient, jusqu'à présent, pu me dire quelle analogie il y a entre la maladie pestilentielle d'un animal, et l'insertion de cette même maladie dans nos humeurs, pour nous préserver d'une maladie qui n'a point de rapport avec celle que l'on inocule. Le virus vaccin ne peut agir que de deux manières ; ou en détruisant le germe de la petite-vérole, ou du moins en le neutralisant.

Quelle que soit celle de ces deux hypothèses que vous choisissiez, il est facile de vous en démontrer la fausseté et les dangers.

Vous ne pouvez détruire ce germe de la petite-vérole par le virus vaccin, qu'en supposant dans celui-ci des principes diamétralement opposés à ceux de la maladie que vous voulez combattre. Vous conviendrez avec moi que le virus vaccin, tel qu'on le trouve dans le commerce, est le produit brut pris sur un animal sujet à une espèce de gale, ou telle autre maladie qui en approche beaucoup. Si vous prétendez anéantir l'une par l'autre, il faut nécessairement que la plus forte remplace celle qu'elle aura détruite, et c'est ce qui n'est malheureusement que trop prouvé par le grand nombre de sujets vaccinés, qui ont réellement contracté des maladies auxquelles ils n'étaient pas sujets auparavant, et qui tiennent moins de l'homme que de la bête.

Prétendrez-vous neutraliser le germe de la petite-vérole par l'insertion du virus vaccin tout seul? Non, sans doute, puisqu'il est prouvé que la matière que vous employez, et à laquelle il vous a plu de donner le nom de virus vaccinal, n'est qu'un mélange de ce dernier avec le virus variolique humain. Qu'en résulte-t-il de ce mélange? Ce que vous appelez fausse vaccine, et qui n'est constituée telle, que lorsque le virus vaccin ne dominant pas suffisamment le virus variolique humain, n'a pu assez l'engourdir pour empêcher que ce dernier ne paraisse, quand la nature ou l'art d'un habile praticien l'ordonneront. Que si, au contraire, le virus variolique humain domine en grande supériorité, ce ne sera pas alors une vaccination, mais une véritable inoculation, qui chassera le virus variolique du centre à la circonférence, en assez grande quantité, pour n'avoir plus à craindre de contracter de nouveau cette maladie. Cependant, comme le plus léger atôme de levain fait fermenter une grande masse de pâte, l'on doit toujours appréhender que ce virus du *cowpox* ne produise un jour des effets funestes.

Le cit. Heurteloup dit, à la page 13eme. de son avant-propos : « Plus une découverte an
» nonce de l'extraordinaire, plus on hésite à
» y croire, non pas tant parce qu'il est géné
» ralement reçu qu'il n'y a que les imbéciles qui
» croyent sur parole, que parce qu'on aime
» mieux à se convaincre par soi-même. Il con
» vient, ajoute-t-il, quelques lignes plus bas,
» de se servir du doute pour faire un pas vers
» la vérité ». Comment concilier cette différence si marquée entre ces paroles pleines de sens et

son exclamation subite , « que l'humanité recon-
naissante n'a plus qu'à vouer des remercimens
au comité de la Vaccine ; et que sans doute
elle indiquera au gouvernement le moyen d'ac-
quitter sa dette envers lui ». Sans doute aussi que
le comité reconnaissant à son tour le fera entrer
pour quelque chose dans cette récompense na-
tionale qu'il lui fait espérer, c'est le moins que
l'on doive à son zèle. Mais pour juger du mérite
d'une chose il faut la bien connaître, ce qu'elle
a été, ce qu'elle est et tout ce qu'elle pourra
être ou devenir. Pourquoi, citoyen traducteur,
sortir du rang des observateurs impartiaux que
vous vous étiez assigné; pourquoi vous trans-
former si promptement en louangeur outré d'une
chose sur laquelle vous êtes convenu vous-même
n'avoir que de très-légères notions ; abandonnant tout-à-coup le ton modeste que vous aviez
si sagement pris , les grands avantages que la
société doit retirer de l'adoption générale de la
Vaccine ne sont plus un doute pour vous , ce
sont des vérités mathématiques; et quelques expériences faites sous vos yeux ne vous per-
mettent plus d'exercer le droit d'un doute raisonnable. Vous signez les procès - verbaux de
deux contre-épreuves dont le public , dites-vous ,
a eu connaissance par la voie des journaux ; passe

pour signer , mais autre chose est de dire ce qu'on a vû ou cru voir , ou de dire la vérité. Ces deux expériences ou contre-épreuves vous ont paru si belles, si concluantes que vous ajoutez qu'on aurait dû y appeler tous ceux qui étaient en guerre avec la Vaccine.

Vous m'avez fait l'honneur de me citer personnellement ainsi que le docteur Vaumes. Pourquoi cette préférence dont je suis vraiment reconnaissant puisque vous ne pouvez ignorer qu'un grand nombre de théoriciens profonds, de praticiens habiles , tant de cette capitale que des départemens , ont la même opinion que moi. S'il était permis à quelqu'un de se louer lui-même , si la modestie ne se refusait pas à tout éloge, pourrait-on en souhaiter un plus brillant , plus propre à flater l'amour-propre , la vanité , que celui dont il vous a plu de surcharger fort inutilement votre ouvrage ? « Le » docteur Goets , dites-vous , qui a si bien » mérité de l'humanité en consacrant sa vie » entière à l'inoculation, à combatre constam- » ment le fléau dévastateur de la petite-vérole » que la Vaccine fera disparaître quand le *gou-* » *vernement en voudra donner le signal* , a trop » de raison pour ne pas se rendre à l'évidence, » et abandonner un moyen qui bien qu'il ait été

» si long-tems victorieux dans ses mains expé-
» rimentées , n'en doit pas moins céder le pas à
» un autre bien plus sûr et plus à l'abri de
» tout inconvénient ».

L'on ne peut en vérité, mon cher confrère ,
pousser plus loin l'abus des mots et le fanatisme
de la nouveauté. Quoi , vous convenez que pendant un très-long-tems les moyens que j'ai employé pour combattre le fléau dévastateur de
la petite-vérole ont toujours été victorieux dans
mes mains expérimentées , et vous ne craignez
pas de me conseiller , par pure amitié je le
jurerais bien , de les abandonner pour adopter
ceux de la Vaccine. Ah ! citoyen , vous me
croyez donc bien ingrat. J'ai épousé l'aînée de
la famille ; elle m'a apporté en dot des avantages inappréciables ; par elle je me suis approché
des grands dont les malheurs ne me feront
jamais oublier les vertus et les bontés dont ils
m'ont comblé ; elle m'a procuré mille fois le
plaisir toujours doux pour un cœur sensible d'être
utile à la classe si intéressante de l'indigence ;
par elle je me suis acquis l'estime de tous ceux
qui m'ont honoré de leur confiance. Une honnête
médiocrité , reste du fruit de mes longs et utiles
travaux , me met à même de passer tranquille-
ment mes vieux jours ; voyez , mon cher con-

frère, si vous pouvez en conscience me proposer un divorce si peu raisonnable. Épouse la puînée qui voudra, je l'abandonne volontiers à celui qui pourra fixer le caractère inconstant de cette petite volage. Je conviendrai avec vous que le docteur Jenner son tuteur, non pas *ad honores* simplement, vient de toucher un assez bel à-compte sur la dote de cet enfant nouvellement né, la somme paraît un peu forte au premier coup-d'œil, mais un jour peut-être, puissé-je me tromper, trouvera-t-on que ce ne sera pas un sol par régret.

On ne peut assez s'étonner comment l'inconcevable amour de la nouveauté a entraîné tant de personnages, distingués d'ailleurs, dans cet obscur dédale dont on ne connaît encore ni l'entrée ni la sortie; pourquoi l'on cherche à étayer par la pompe des phrases un pareil édifice dont les plus habiles architectes n'osent pas par prudence, ou autres raisons, visiter les fondemens dans la crainte d'y être ensevelis : a-t-on pu oublier que, malgré l'avantage certain et bien prouvé de l'inoculation par le virus variolique humain, les corps chargés par état pour décider définitivement une question si importante, n'osèrent cependant pas le faire. Les procès-verbaux ordonnés par le parlement et la faculté de médecine, furent soumis à l'examen d'une commission particulière ; le résultat du rapport de M. Astruc, fut que le parlement ne prononça ni pour, ni contre, n'osant pas admettre une nouveauté qui pouvait apporter avec elle des inconvéniens imprévus, ne voulant pas aussi la rejeter, étant témoins des heureux effets qu'elle produisait tous les jours. Se fit donc inoculer qui voulut, et le gouvernement laissa chaque citoyen parler pour ou contre l'inoculation, sans vouloir se mêler en rien dans les écrits publiés alors par les différens partis. L'inoculation prit faveur, mais par une suite des principes de sagesse qu'on avait adoptés, on n'affecta pas des hospices uniquement destinés à une inoculation publique. Le gouvernement actuel, non moins sage, pénétré de ses devoirs, convaincu de la vérité des faits publiés dans plusieurs ouvrages, attestés par des gens de l'art, dont la probité et les connaissances ne peuvent être suspectées, se déchargera de cette énorme responsabilité dont on veut l'écraser, et jamais l'avidité et tous ses moyens astucieux n'obtiendront de lui, ainsi que paraît le desirer le C. Heurteloup, un ordre vaccinatoire, équivalant au *Compelle intrare.* Les grands mots de désintéressement, d'amour du bien public, n'en imposent plus à personne, on sait parfaitement ce qu'ils veulent dire, et ces expériences prétendues gratuites, dont on n'est pas dupe, réunissent presque toujours pour ceux qui les font, le double avantage du viager et du perpétuel. Le laboureur ne confierait pas son grain à la terre, s'il n'était presque sûr qu'il lui rapportera un grand intérêt. Dailleurs tous les praticiens qui ont toujours combattu avec avantage, pour me servir des expressions de M. Heurteloup, le fléau dévastateur de la petite-vérole, ne sont point en arrière pour offrir au gouvernement leurs soins et leur industrie. C'est une dette sacrée dont ils se sont acquités depuis long-tems et qu'ils sont prêts à contracter de nouveau. Que si, comme ils le desirent sincèrement, leurs offres sont acceptées, on connaîtra bientôt, si on pouvait encore en douter, celle des deux voies d'inoculation qui mérite la préférence.

Dans le tems où j'eus l'honneur d'inoculer madame Elisabeth, je remis au gouvernement un mémoire tendant à ce qu'il me fût permis de former un établissement pour y inoculer tous les ans douze cent pauvres enfans, gratuitement. Cette vertueuse et respectable princesse, toujours empressée de saisir les occasions de venir au secours de l'indigence, le présenta elle-même

(13)

au roi son frère, qui accueillit ce projet avec plaisir et ordonna qu'on s'en occupa promptement. Mais cet utile établissement trouva des contradicteurs parmi ceux même qui devaient le protéger.

Le zèle de M. Heurteloup, ne se borne pas à demander publiquement un salaire pour ses cliens, il va même jusqu'à annoncer, page 12 et 13 de son avant-propos, la proclamation de la Vaccine par tous les gouvernemens de l'Europe, comme seul vrai préservatif de la petite-vérole. Cette prophétie s'est déjà accomplie, et si l'on veut bien en croire le docteur Mongenot, médecin de l'hôpital de madame Néker, et membre du comité de la Vaccine : cet enfant nouveau-né a déjà acquis toutes les forces d'un géant. Déjà . . . . mais ne pouvant qu'affaiblir le texte de l'auteur en voulant le commenter, je dois le transcrire littéralement pour convaincre mes lecteurs que la véritable éloquence n'est pas encore perdue, et que notre sciècle compte aussi ses Bossuets.

« La Vaccine a conquis le tems et l'espace ! » le tems, en naissant toute perfectionnée » (sans doute comme Minèrve sortit toute armée du cerveau de Jupiter). « L'espace, en s'étendant » aussi vîte que la renommée jusqu'au bornes de » l'univers ; en moins de trois ans son pouvoir

» s'est manifesté dans toute l'Europe. Elle a
» franchi le détroit de Constantinople pour en-
» vahir l'Asie mineure, et le musulman fataliste
» s'est écarté pour la première fois de sa sou-
» mission aveugle aux prétendus arrêts du des-
» tin. Des peuples qui ne prennent aucune pré-
» caution contre le terrible fléau de la peste ,
» accueillent la Vaccine pour se préserver de
» la petite-vérole. La Vaccine a pénétrée jus-
» que dans la patrie de Confucius, et les rives
» de la mer Jaune sont déjà couvertes de ses
bienfaits, etc. ». Ici je m'arrête, n'étant pas assez
fort pour pouvoir soutenir plus long-tems l'im-
posante majesté de ces sublimes idées , et la ri-
chesse de ce style. Nos oreilles ne sont plus ac-
coutumées à entendre de si belles choses, nos
yeux sont trop faibles pour soutenir l'éclat du
feu qui jaillit à chaque mot de cette incomparable éloquence, et l'admiration est l'unique sen-
timent qui me soit permis. Heureux , et mille fois
heureux, le héros à qui les dieux accordent dans
leur faveur un chantre aussi fécond !

Achille sans Homer serait mort tout entier.

La réflexion suspend ou diminue mon étonne-
ment. Le D. Mongenot a dû nécessairement chercher à faire cadrer son style avec le mérite des per-

sonnes qu'il supplie de vouloir bien agréer ses considérations sur la Vaccine. Le titre si modeste de sa dédicace au comité central de la Vaccine, réunion d'hommes distingués par leur *zèle*, leur *constance* et leurs *lumières*, exigeait toute la pompe des phrases et des mots qu'il a employés. O divin Molière ! qui n'a pas lu cent fois ta charmante Comédie des *Femmes Savantes* ? peut-on jamais oublier cette scène où M. Trissotin ? . . . . La modestie sied bien aux grands talens, et ce ne peut être que par cette raison que le docteur Mongenot s'écrie, tant il est plein de son sujet : « Que n'ai-je reçu en » partage cette éloquence irrésistible qui entraîne » comme un torrent ! Qui me donnera ces ac- » cens pathétiques qui remuent les fibres du » cœur, et cet art de persuader qui subjuguent » les esprits les plus rebelles » ? *Dic posthume de tribus capellis.* Las enfin, et fatigué de suivre la Vaccine dans ses rapides conquêtes de Londres à Paris, de cette ville à Constantinople, dans l'Asie mineure, à la Chine, il revient enfin avec elle des rives de la mer Jaune, sur celles de la Seine, au Panthéon Français. C'est-là que donnant un nouvel élans à son imagination, il invoque les mânes de Rousseau, fait des vœux pour que cet écrivain célèbre, qui sut autrefois par la magie de son style, faire glisser dans tous les cœurs le subtil vaccin de ses nombreux paradoxes, soulève seulement pour un jour les voûtes du Panthéon, et que rendu à la lumière, la *flamme de son génie dévore ces sophismes assassins qu'il* ne peut combattre qu'avec les armes de la froide raison. Pourquoi troubler ainsi le repos des grands hommes? Pourquoi les distraire des plaisirs qu'ils goûtent dans les Champs-Élysées? Si, rendu, selon vos desirs, à la lumière, il pouvait se faire entendre, il vous dirait peut-être avec cette franchise dont il abusa quelquefois, que cette masse énorme de complimens adressés de toutes parts au comité central de la Vaccine, ne ressemble pas mal à cette mascarade, de gentille mémoire, qui vint en poste des quatre parties du monde, pour contempler les hauts-faits et admirer la sagesse de la plus sublime assemblée de l'univers, nommée la constituante. Il est bien permis au docteur Mongenot de faire une amplification en belle prose française, comme un écolier de rhétorique sur tel sujet qu'il lui plaira; mais je ne crois pas que pour échafauder le sytème qu'il embrasse, il ait le droit de fabriquer un roman, dont il lui a plu de me faire le héros, en m'attribuant un fait qui n'a de réalité que sa fausseté; je le connais trop galant homme pour qu'il ne rétracte pas , quand l'occasion s'en présentera , le paragraphe suivant :

« Les faits que j'avance ici , page 41e. de
» mon ouvrage sur la Vaccine , sont parfaite-
» ment avérés. Les incrédules peuvent s'en as-
» surer en faisant les mêmes expériences. Pour
» en démontrer l'authenticité je pourrais invo-
» quer ici le témoignage de M. Goetz , qui ayant
» persuadé à une dame que ses deux enfans
» qu'elle avait fait Vacciner n'étaient pas exempts
» de prendre la petite-vérole , parvint à obtenir
» la permission de les inoculer. La première ino-
» culation ayant été infructueuse , il les inocula
» de nouveau ; il n'eut pas plus de succès la
» seconde fois que la première , il ne put vaincre
» l'obstacle que lui présentait la Vaccine , et
» l'on assure que cette double contre-épreuve,
» qui peut servir à la théorie de la Vaccine,
» l'a déjà converti à moitié. »

Me citer comme une forte autorité pourrait flatter mon amour-propre si je n'avais pris pour devise éternelle *simper amica veritas*. En conséquence je déclare que je n'ai jamais vacciné ni inoculé des enfans vaccinés , et qu'ainsi le fait de la dame et de ses deux enfans vaccinés , puis inoculés par moi à deux différentes reprises , est totalement dénué de fondement et aussi faux qu'il est vrai, de toute vérité, que j'ai vu et bien vu de mes deux yeux nombre de sujets vaccinés encore couverts des boutons de la vraie petite-vérole humaine qu'ils avaient contractés après leur vaccination. Je suis donc bien et valablement autorisé à nier les vertus du prétendu préservatif de la petite-vérole. De bonne foi y croyez-vous à ce préservatif, mon cher docteur ? Non assurément, car étant dans le secret des différens comités de la Vaccine, vous êtes plus à même que qui que ce soit d'être instruit tous les jours de ses bévues et des accidens qu'elle occasionne.

Ici il me semble entendre plusieurs voix s'écrier en chorus, ô blasphèmes ! Atroces calomnies ! On vous défie de particulariser un seul fait. Mais à quoi bon vous en citer, puisque vous niez ceux même qui par leur authenticité détruisent de fond-en-comble l'infaillibilité mensongère de votre prétendu préservatif, et que par une distinction vraiment risible entre la vraie et la fausse Vaccine vous vous croyez à l'abri de toute attaque sérieuse. « Les vaccinateurs les » plus expérimentés, dites-vous, ont prouvé » par des erreurs quelquefois funestes, de quelle » importance il est de savoir distinguer la vraie

» petite-vérole-Vaccine , d'avec celle qui est
» fausse. » Je pourrais d'abord vous demander
si l'on peut donner le nom d'expérimenté au
vaccinateur qui n'est pas sûr de la matière qu'il
employe , et ce que vous diriez d'un orfèvre qui
vous donnerait du cuivre pour de l'or , ou d'un
pharmacien qui ne répondrait pas de la bonne
qualité des drogues qu'il met en usage d'après
les ordonnances d'un médecin. Dieu vous préserve , ô mes chers concitoyens , de tomber dans
les mains de gens aussi expérimentés !

. Je lis , page 19e. de l'ouvrage traduit de l'italien , ces phrases remarquables en ce qu'elles con-
trastent d'une manière vraiment curieuse avec
cette prétendue impossibilité où sont les vaccinateurs expérimentés de se tromper dans leur
choix de la vraie ou fausse Vaccine. « Je lis donc
» que la Vaccine est malheureusement sujette à
» des dénégations évidentes et essentielles qui
» en rendent le diagnostic difficile , en même-
» tems qu'elles le dépouillent de ses qualités les
» plus précieuses. Mais voici comme l'école vac-
» cinante de Milan explique ceci. Dans la petite-
» vérole naturelle , les médecins reconnaissent
» une espèce particulière d'exanthême qui lui
» ressemble , qu'ils appellent petite-vérole bâtarde
» ou volante , et qui par sa nature en diffère ab-

» solument ; il y a de même une fausse petite-vé-
» role-Vaccine , de sorte que si Jenner a par sa
» découverte donné naissance à une maladie in-
» connue et absolument neuve , dont le but est
» d'une si grande utilité , cette même *découverte*
» *a produit aussi une autre maladie* également
» nouvelle dont l'inutilité est bien démontrée ,
» mais dont les conséquences peuvent être in-
» directement fatales. » Je ne vois pas trop comment ces messieurs veulent que l'on entende la
fin de cette phrase, car il me semble que le mot
d'inutile n'est pas celui que l'on aurait dû employer , lorsque de grands inconvéniens sont la
suite de cette inutilité. Dailleurs la comparaison
est absolument fausse et déplacée ; car ces mêmes
médecins conviennent tous que cet exanthême
ou petite-vérole bâtarde , est toujours sans inconvénient , et vous avouez que la fausse Vaccine ,
par cela même qu'elle est inutile, peut être ind'-
rectement fatale , c'est-à-dire , pour vous épar-
gner la peine d'un pareil aveu , qu'au désagré-
ment de n'être pas préservatrice de la petite-vérole , elle ajoute l'introduction certaine d'une ou
plusieurs maladies inconnues de nos jours.

Vous avez fait , citoyen traducteur, dans ces
deux lignes , le procès de la Vaccine , et le fait
que vous citez à l'appui de votre inconcevable

raisonnement ne laisse à votre cliente aucune voie pour l'appel. Pour prouver les dangers de la fausse Vaccine, vous citez fort mal-adroitement un exemple tiré de la gazette d'Hambourg; c'est celui « d'une petite fille âgée de huit ans,
» qui, après avoir été vaccinée, mourut de la
» petite-vérole naturelle trois mois après. Cet
» enfant avait eu la fausse Vaccine, c'est tou-
» jours vous qui parlez, on crut qu'elle avait eu
» la vraie Vaccine, et ce fut sans doute ce qui
» empêcha de prendre les précautions néces-
» saires pour la préserver de la petite-vérole or-
» dinaire, qui lui fut si funeste ». Tout commentaire est ici fort inutile, et la chose se recommande d'elle-même. Je m'étonne comment cet article et le suivant n'ont pas été rayés; ce ne peut être que par inadvertance qu'on les a insérés dans votre traduction.

Le second fait se trouve rapporté à la page 98 du même ouvrage. « La nommée Lucie Mar-
» guerite fut vaccinée le 4 floréal, inoculée en-
» suite avec de la matière variolique humaine le 3
» prairial; cette dernière inoculation, ce sont
» vos termes, produisit tout son effet, et occasionna
» une éruption générale, quoique bénigne et dis-
» crète, de vraie petite-vérole ».

Voilà le fait ; voici votre réponse :

« Pour savoir si cet accident doit faire accu-
» ser la Vaccine de ne pas préserver de la petite-
» vérole, il est raisonnable d'examiner d'abord
» si la vaccination qui avait précédé, était vraie
» ou fausse. Telle est la question qu'un inocula-
» teur doit toujours se faire à lui-même, ainsi
» que ceux qui opposent de pareilles objections
» à la Vaccine. Dans le second chapitre de cette
» traduction, on a déjà fait observer que la
» fausse Vaccine est par elle-même incapable
» d'être un préservatif contre la petite-vérole ».
Bene, bene, respondere.

Je lis aussi, dans le n°. 1802 de la *Gazette
de France*, du samedi 6 frimaire, un fait pareil
au dernier que je viens de citer. Comme mes
lecteurs peuvent s'en procurer la lecture, et qu'il
serait trop long de copier *cet article communiqué*,
je dirai, en deux mots, que madame Boteau,
commerçante en draps, place du Chevalier-du-
Guet, fit vacciner, quand elle demeurait à Lille,
il y a dix-huit mois, ses deux enfans par un
médecin fort habile ; que l'un d'eux vient d'être
attaqué d'une petite-vérole naturelle bien consta-
tée telle par les médecins vaccinateurs eux-mêmes.
Voilà qui est positif. Oui, pour vous, mes chers

lecteurs, mais non pas pour tout le monde. Pour prouver que ce fait ne peut léser en rien le système préservatif de la Vaccine, lisez et admirez le raisonnement profond de ses partisans; je le transcris littéralement.

« Pour prouver à la mère que son fils n'avait
» pu avoir que la fausse Vaccine, le comité
» central lui a proposé de soumettre son autre
» enfant à une nouvelle opération; cette seconde
» épreuve a été suivie de l'effet qu'on en atten-
» dait. La vraie Vaccine s'est développée avec
» des caractères non équivoques, ce qui prouve
» l'inéficacité comme la nullité de la fausse Vac-
» cine ». Quelle logique ?

Le commentateur de l'article communiqué paraît être de mon avis en ce moment, par la réflexion suivante qu'il soumet au public : « Si
» le comité central s'en était tenu à ses propres
» principes, et avait montré plus de circonspec-
» tion, la pratique de la Vaccine serait moins
» généralement et moins promptement répandue,
» mais la confiance dont elle aurait joui serait
» peut-être aujourd'hui plus difficile à altérer ».

Cette circonspection, dans les termes, en dit plus que beaucoup de phrases.

La distinction que l'on veut établir entre la vraie et la fausse Vaccine, est, sous tous les rapports , un échappatoire insignifiant qui ne peut en imposer qu'à des ignorans, ou du moins à des personnes qui ne veulent pas se donner la peine de réfléchir. La matière variolique humaine qu'emploient les inoculateurs expérimentés , a donc sur celle de la Vaccine l'immense avantage de produire toujours l'effet attendu. Un exemple contraire est très-rare et toujours sans danger. Dire qu'un sujet vacciné par un de ces vaccinateurs que vous nommez expérimentés , qui a employé un virus vaccin qu'il a jugé très-bon et de première qualité, et soumis ensuite à l'inoculation du virus variolique humain , qui aura produit tout son effet , c'est-à-dire , qui aura fait paraître une petite-vérole bien conditionnée , n'a pas été bien vacciné , ou , ce qui revient au même dans votre langage , qu'il a été vacciné avec une fausse Vaccine , c'est une plaisanterie qui n'est pas permise dans une chose aussi sérieuse ; c'est compromettre visiblement la santé des citoyens , et prouver que le système de la Vaccine n'est pas admissible , puisque vous ne connaissez pas encore tout ce qui peut constater la bonne ou mauvaise qualité de votre marchandise anglaise. Je dis constater réellement , car , dans le fait , vous y êtes trompés vous-mêmes tous les jours , et c'est donc à tort que vous

prétendez être enfin parvenus à discerner exactement la vraie d'avec la fausse Vaccine. Les principes, ajoutez-vous, sont actuellement si solidement posés, qu'il n'est plus possible de se tromper
sur cette matière. Tournefort et Jussieu n'ont
pas mieux dessiné leur savant système des plantes;
tout a son nom à présent, ses trois dimensions,
et le parterre le mieux assorti des fleurs les
plus brillantes, ne présente pas à l'œil enchanté
un spectacle plus ravissant que le gris, le blanc,
le rouge, et le charmant rosacé des boutons de
la Vaccine.

Je ne sais si vos lumières sont parvenues sur
ce sujet à leur apogée; mais, ainsi que je l'ai
déjà dit avec vérité, je me suis convaincu par
moi-même qu'un grand nombre d'enfans vaccinés ont pris ensuite la petite-vérole naturellement ou par inoculation. Je pourrais, si la chose
était nécessaire, et si je ne craignais de leur oc-
casionner des désagrémens, mettre sous les yèux
du public, les lettres qui me sont adressées tous
les jours par les plus habiles praticiens de la
République. L'on serait effrayé du nombre pro-
digieux des victimes en tout genre de cette nouvelle méthode.

Le cit. Mongenot dit, à la page 42e. de son
ouvrage, « qu'il ignore ce que l'on entend par

» suspension d'action du virus , par préservation » momentanée. » Cette prétendue ignorance est d'autant plus étonnante , qu'à ses qualités morales il joint les connaissances d'un habile praticien digne à tous égards de la place qu'il occupe. Il n'y a point selon lui de milieu entre préservation et non-préservation. Ou la Vaccine préserve ou elle ne préserve pas ; tel est son dilème sur lequel je reviendrai tout-à-l'heure. Quoi vous ne connaissez pas ce qu'est la suspension de l'action d'un virus ? Demandez-le , mon cher confrère , à ces malheureuses victimes que les charlatans de nos jours guérissent en moins de quinze jours, agréablement et commodément, de ces maladies suites funestes de l'inexpérience autant que du libertinage. Que font-ils autre chose , ces vrais fléaux de la société , que de suspendre l'action d'un virus , et d'engourdir par l'usage de leurs bols , boissons et pommades , celle d'un vice vénérien. Vous avez été à même ainsi que moi de voir trop souvent les suites de ces prétendues guérisons. Elles n'étaient donc , dans la vérité , qu'une simple suspension de l'action interne d'un virus , suspension d'autant plus affreuse et déplorable, que ce virus suspendu en apparence , mais toujours en fermentation, se joignant dans sa marche à toutes les humeurs expectantes, telles ou telles maladies les accumulaient en silence jusqu'au moment même de l'éruption , éruption d'autant plus dangereuse qu'elle avoit été plus long-tems contrainte et resserrée. J'ai soigné mille malades guéris en apparence d'une galle suspendue par l'imposition extérieure , ou absorption intérieure des répercussifs mal-adroitement employés. A quels cruels accidens ne s'exposent-ils pas, ceux qui pour faire disparaître une dartre de dessus leur corps, ou même de simples boutons qu'ils ont sur le visage, mettent en usage ces cosmetiques perfides qui dissipent, non pas en neutralisant, non pas en tuant le germe du mal , mais en refoulant dans la masse du sang une acrimonie que la nature toujours sage et bonne voulait chasser du centre à la circonférence. N'est-ce pas alors une véritable suspension de l'action d'un virus ? Eh bien , le virus vaccin agit de même , et la suspension de l'action du virus variolique humain est ce que l'on nomme préservation momentanée, dont vous paraissiez n'avoir aucune idée. Ainsi votre dilême, la Vaccine préserve ou ne préserve pas , est vrai dans un sens et faux dans l'autre. Elle peut par toutes les raisons alléguées ci-dessus, suspendre pour un tems plus ou moins long, suivant les dispositions internes d'un sujet vacciné, l'action du virus variolique humain , je vous l'accorde ; donc , si elle préserve ou suspend pour un moment l'action du virus variolique, elle doit aussi bien en préserver ou le suspendre pendant quatre-vingt ans que vingt-cinq ; vous me permetrez de le nier et votre conséquence plus étendue que vos prémices rend en bonne logique votre argument ou dilème absolument faux.

« Je ne parlerai pas , ajoutez-vous quelques
» pages plus bas , des éruptions survenues pen-
» dant et après la Vaccine et qui ont été regardées
» comme des petites-véroles , par les ennemis de
» la Vaccine. Il est honteux que des hommes qui
» exercent la médecine dans Paris , et qui parais-
» sent jouir de quelque réputation , ayent pu
» prendre la petite-vérole volante , la rougeole ,
« la scarlatine , le pemphigus , et quelques érup-
» tions anomales pour la petite-vérole ; ou ces
» praticiens ont fait preuve d'ignorance , ou ils
» ont eu recours à l'imposture pour effrayer le
» public et l'empêcher de profiter des bienfaits
» de la Vaccine. » Citoyen Mongenot une phrase honnête vaut mieux que le plus éloquent discours où l'on semble oublier les premières leçons de la civilité. Si vous traitez ainsi ceux qui ont le malheur de ne pas voir comme vous, si vous vous emportez , je vous citerai ce mot ancien,

Tu te fâches, ô Jupiter, tu prends ton tonnerre, donc tu as tort. C'est un honneur sans doute, c'est une preuve assurée d'un mérite peu commun, de voir son nom inscrit avec celui des hommes célèbres qui composent la réunion distinguée des comités de la Vaccine ; mais cela est-il absolument nécessaire pour se connaître en petite-vérole vraie ou bâtarde, en rougeole et autres maladies de cette espèce ; avez-vous décidément pris pour épigraphe de votre société : *Personne n'aura d'esprit hors nous et nos amis.* Allons mon cher confrère, un peu moins de superbe, un peu plus de douceur, et croyez fermement que tous les habiles praticiens ne siégent pas sur vos bancs. Le génie a souvent des écarts dont il ne faut pas avoir l'air de s'apperçevoir. J'oublie donc avec plaisir le roman de la dame et de ses deux enfans vaccinés d'abord, puis inoculés à deux reprises différentes par moi. Mais je ne peux cependant m'empêcher de vous faire observer que cette petite gentillesse doit nécessairement mettre en garde sur les rapports que vous pourrez faire dans la suite, car vous connaissez comme moi ce proverbe : *Il n'y a que le premier pas qui coûte.*

C'est dans le propre arsenal des partisans de la Vaccine que j'ai pris jusqu'à présent les armes dont je me suis servi pour la combattre, je vais actuellement en chercher ailleurs et ne suis embarrassé que dans le choix. Mon amour sincère pour la vérité m'élevant au-dessus de toute prévention, je n'avancerai rien que je ne puisse prouver par des pièces authentiques : celui que je vais citer le premier me paraît digne de toute votre attention. Ici je ne suis plus qu'un simple copiste.

Briare, le 17 messidor an 10.

« L'an dernier, le 27 messidor, le cit. Dumas
» chirurgien à St.-Fargeau, distant de sept lieues
» de Briare, y vint à l'effet d'y voir la famille de
» sa femme et d'y vacciner une de ses nièces.
» Les parens s'y opposèrent ; alors le cit. Dumas
» proposa au cit. Courcelles, maître de l'auberge
» du Mouton, d'y vacciner ses trois enfans qui
» étaient sains et bien portans, le père et la mère
» y consentirent.

» Le 28 messidor entre huit et neuf heures du
» matin, je fus appellé pour être témoin et suivre les opérations et leurs effets. George Cour-
» celles âgé de dix ans fut vacciné le premier,

(31)

» François Courcelles âgé de huit ans le fut après,
» enfin Æster-Jeanne Courcelles âgé de quatre
» ans et demi la fut aussi. La matière vaccinale
» était arrivée , au cit. Dumas , de Paris depuis
» deux jours.

» Le citoyen Dumas m'ayant, ainsi que les
» parens , engagé à suivre les opérations , je le
» fis avec la plus scrupuleuse exactitude. Voici
» ce que j'ai remarqué.

» Le quatrième jour après l'opération , il se
» fit à l'endroit des petites plaies , une légère
» inflammation circonscrite, formant au centre un
» petit point d'élévation. Le cinquième jour l'in-
» flammation devint plus considérable et le point
» plus gros. Le septième il se fit une petite aréole
» entre l'inflammation de la petite peau , et le
» petit tubercule qui commençait à s'élargir et à
» former autour d'elle une petite bande blanchâ-
» tre. Le huitième , la bande s'élargit et devint
» purulente , la circonscription inflammatoire di-
» minua le neuvième au soir , et le tout ne
» forma plus qu'un seul bouton plein de pus ,
» ayant à son centre un petit point noir, il se
« fit pendant huit jours une suppuration peu
» abondante par chacun des boutons qui à la
» dessication forma une croûte semblable à une
» lentille.

Nota. « Georges Courcelles a eu en outre des
» quatre gros boutons du vaccin, un autre bou-
» ton ressemblant en tout à un furoncle, à la
» partie inférieure du bras gauche, dont la sup-
» puration a été plus abondante et de plus lon-
» gue durée que ceux du vaccin. Ceux de Fran-
» çois Courcelles ont été moindre, tant en gros-
» seur qu'en grandeur, que ceux de son frère.
» Ceux d'Æster Courcelles ont été en tout sem-
» blables à ceux de Georges Courcelles, à la dif-
» férence qu'elle n'a eu que ceux produits par
» l'opération.

» La petite-vérole parut bientôt à Briare,
» vers le milieu de thermidor, et dura envi-
» ron sept mois sous des symptômes benins quoi-
» que confluente. Elle devint bientôt épidé-
» mique.

» Le petit Georges Courcelles vacciné, fut le
» premier de sa famille qui éprouva la petite-
» vérole accompagnée de tous les accidens con-
» nus à cette maladie, il en fut même marqué.
» François Courcelles eut de même la petite-vé-
» role, mais sans accident, et n'en fut pas mar-
» qué. Æster Courcelles sœur des deux pre-
» miers, eut les mêmes accidens que son frère et
» fut aussi marquée.

» Voilà, monsieur, tous les faits sincères et

» véritables que j'ai eu occasion de remarquer
» en suivant cette opération. J'ai l'honneur d'être,
» monsieur,

Votre serviteur.

LEGENDRE , *officier de santé.*

A M. Gabtellier, *médecin*, à Montargis.

———————

Paris , le 24 messidor an 10.

» Vous m'avez prié, monsieur, de vous communiquer ce que je savais de la Vaccine , je vais
vous faire part d'un fait dont je ne peux douter. Une femme de mes amies avait envie de se
faire vacciner , et me consulta. Je n'étais pas par-
tisant de cette opération , ne la croyant pas assez
éprouvée en France pour être sûr que ce remède
était infaillible. Elle prit le parti de faire vacciner un jeune domestique qu'elle avait à son
service. L'opération réussit à merveille ; elle n'osa
cependant pas faire la même épreuve ; en me
mandant la réussite de son remède , je lui dis
d'attendre encore un peu. Deux mois après la
petite-vérole devint épidémique dans le pays ;
une de ses parentes la prit ; elle se fit inoculer

de la petite-vérole de sa parente , le petit domestique fut aussi inoculé, l'un et l'autre ont eu la
petite-vérole complettement , et se regardent actuellement plus surs que par la vaccine. Voilà
un fait que je peux attester, puisque j'ai été au
courant de la maladie des deux personnes. Rece-
vez monsieur, les assurances de ma parfaite considération.

LAUGERON.

Au docteur Goetz , rue de la Bienfaisance ,
à Paris.

LE docteur Dufresne, praticien distingué , de
Bonneville, département du Léman , a eu le projet de faire connaître , au public, le résultat de
ses observations relatives à la Vaccine ; mais de
cruels souvenirs l'ont toujours détourné de son
entreprise. Ayant adopté avec enthousiasme la
nouvelle inoculation du *Cowpox*, d'après les avantages que lui attribuaient les docteurs anglais,
allemands et les médecins de Genève , ce père
infortuné, crut ne pouvoir rien faire de mieux
pour inspirer la confiance dans ce moyen dont
paraissait vouloir s'enrichir la science médicale,
que de l'employer sur son fils unique, triste et
malheureuse victime de cet essai imprudent. Le

même médecin vaccina , avec du virus vaccin qui lui avait été fourni par le médecin de Genève, et qui semblait avoir toutes les bonnes qualités qu'on lui attribue, le fils du général Herbin , et l'enfant de la nourrice de ce dernier. La Vaccine prit très-bien et parcourut toutes ses périodes ; ces deux enfans furent très-malades et notamment le fils du général. Ce dernier eut deux boutons phlégmoneux à un bras et trois à l'autre, qui firent leur cours comme ils ont coutume de le faire, dans ce que les vaccinateurs appellent vraie Vaccine ; mais deux mois après les deux enfans prirent la petite-vérole confluente, qui emporta le fils du général et celui du médecin. Le troisième fut long-tems en danger de perdre la vie. Le patriotisme du docteur Dufresne, est très-louable sans doute ; mais pouvait-il jamais oublier cet adage si sage : *In omnibus festina lente.*

———————

Monsieur Dominico-Guidetti , banquier, rue du grand-Chantier, n°. 3 , avait fait vacciner ses deux enfans , et très-peu de tems après ils ont pris une petite-vérole confluente, qui les a mis à deux doigts de la mort , et leur a laissé pour toujours sur la figure, des preuves de l'infaillibilité du préservatif de la petite-vérole,

J'ai vu , ainsi que tous ceux qui ont voulu s'y transporter, la fille du citoyen Motel, graveur, rue d'Enfer, vis-à-vis la porte du Luxembourg, âgée de cinq ans, encore couverte des boutons de la petite-vérole humaine, quoi qu'elle eût été vaccinée un an auparavant. Cet enfant était accablé toute la journée, et la nuit elle éprouvait une toux assez violente et de grandes agitations. Le citoyen Devilliers , qui a suivi le cours et les progrès de cette maladie peut être consulté sur la vérité de ce fait ; il donnera plusieurs détails qu'il est inutile de rapporter ici. (Je sais que l'on a cherché à dénaturer ce fait , qui est de toute vérité).

Le citoyen *** , agent-de-change , rue Chabanais , a fait vacciner son fils, âgé de cinq à six ans ; le dixième jour , l'inflammation survenue à une des piqûres , s'étendit jusqu'à la main, d'une part, et de l'autre jusqu'à la mâchoire inférieure , ce qui contraignait cet enfant à tenir sa tête penchée. Vers minuit, il survint un accès de fièvre des plus vifs , avec un mal à la tête si violent, que le malade jettait les plus hauts cris. Le père alarmé va chercher lui-même le vaccinateur. Celui-ci dans l'espoir de calmer les accidens qui menaçaient la vie de cet enfant, appliqua d'abord des compresses émollientes sur la tête, puis après, des sang-sues aux tempes : nonobstant toutes ces précautions, l'enfant eut trois hémorragies par le nez dans l'espace de vingt-quatre heures. Ces accidens obligèrent le vaccinateur à passer trois nuits auprès de son malade. Les soins que l'on avait employés auprès de lui pouvaient le faire regarder comme hors de dangers, quand, tout-à-coup, il lui survin*t* une fièvre que l'on caractérisa de fièvre putride et maligne, qui conduisit cet enfant jusqu'au bord du tombeau ; parut alors une éruption de quatorze furoncles sur différentes parties du corps, qui étaient de la grosseur d'un œuf; ces abcès s'ouvrirent successivement, et ne guérirent que par la suppuration, en laissant des cicatrices qui attesteront long-tems les vertus préservatives de la Vaccine. On ne peut ici supposer aucun virus préexistant dans la masse des humeurs. Le père, la mère et l'enfant jouissaient, de l'aveu de tous ceux qui les connaissent, de la plus brillante santé. Je me réserve à présenter des réflexions sur ce fait, quand j'en serai à citer quelques articles d'un ouvrage sur la Vaccine, par M. Joseph Bressy, médecin, docteur de la Faculté de Montpellier ; ouvrage estimable sous tous les rapports, et qui dénote un homme réunissant aux qualités morales, les connaissances les plus profondes dans son art.

———

Paris, le 29 thermidor an 10.

JE crois devoir vous prévenir, citoyen, que, dimanche dernier, je suis allé, sur l'invitation du citoyen Foi, médecin ci-devant employé à l'armée de l'intérieur, voir, rue et Faub. Montmartre, n°. 25, au quatrième, un petit enfant d'environ trois ans, qu'on dit s'appeler Louis Nelson, et avoir été vacciné par le citoyen Deveze, il y a dix-sept ou dix-huit mois : il était ce jour-là au onzième jour d'une petite-vérole la mieux conditionnée et très-abondante sans être confluente ; ce fait me paraît assez important pour vous l'annoncer, et vous dire que si vous avez besoin de pus pour inoculer, vous ne pouvez en trouver de meilleur. Salut.

Signé, DAIGNAN.

Au citoyen Goetz, *médecin inoculateur*, à la Petite-Pologne, à Paris.

———

MONSIEUR et madame Daronburg, banquier, rue et Place Vendôme, n°. 36, à l'entresol, ont fait vacciner deux enfans qui, si l'on veut bien en croire messieurs Malouet, et Corvisart médecin du premier Consul, ont pris ensuite une petite-vérole bien caractérisée.

Paris, ce 12 brumaire an 11, mercredi,
3 novembre 1802.

LA confiance que m'ont toujours inspiré vos lumières, Monsieur, m'engage à mettre sous vos yeux un événement concernant la Vaccine, qui doit être rendu public, puisqu'il s'agit de détruire la sécurité dans laquelle on laisse les pauvres mères, et dont j'ai pensé être la victime par la perte d'un enfant chéri.

Le jeune Félix Bonnard, âgé de sept ans et demi, avait été vacciné en février de l'année dernière, et au bout de vingt mois, le 24 septembre 1802, il est tombé malade à Versailles, avec la fièvre et un violent transport. Les symptômes de la maladie étaient bien ceux de la petite-vérole, pour des yeux moins prévenus ; mais un restant de vénération pour la Vaccine détournait de cette idée, et l'enfant a d'abord été traité comme ayant une rougeole boutonneuse ; enfin, au bout de huit jours d'apparition de petits boutons, il a été décidé que l'enfant avait réellement la petite-vérole, et le chirurgien appelé, m'en a donné la certitude, en me disant (ce sont ses propres termes) : oui, madame, votre enfant a une *chienne de maladie*, et la petite-vérole se déclare par-dessus la rougeole. Le reste de la maladie n'a eu que les suites ordinaires.—Plusieurs médecins de Versailles sont venus voir l'enfant, tels que messieurs Voisin, Dubois, Tellier, Lamayran et Forestier, tous praticiens habiles, et qui ont bien constaté que le malade avait une petite-vérole *bénigne, confluente*; l'enfant est encore rouge de sa maladie, et a même quelques marques au menton, qui le laisseront un peu grêlé.

Voilà, Monsieur, un accident qui doit intéresser l'humanité, et sur lequel ce me semble il n'y a point de réplique en faveur de la vaccine.

Vous allez me gronder de n'avoir pas fait inoculer mon fils, ayant le bonheur d'être de vos amis, mais mon mari m'avait prévenu en le faisant vacciner à mon insçu.

J'ai l'honneur d'être, Monsieur, votre très-humble servante et amie,

JULIE BONNARD, place Victoire, n°. 3.

Permettez-moi de taire le nom du chirurgien et du médecin, qui avaient vacciné mon enfant. Je serais très-fâché de nuire à leur réputation, je n'en veux qu'à l'opération de la Vaccine et point du tout à ses amis.

Voilà, mon cher maître, la lettre de ma femme qui, ayant suivi la maladie de son fils, était plus en état de vous en donner des détails. Je vous autorise à en faire l'usage qu'il vous plaira, et suis votre serviteur et ami.

Signé BONNARD.

A M. Goetz, *médecin*, rue de la Bienfaisance, Petite-Pologne, n°. 625; à Paris.

—————

M. Bertholet, ancien maître en chirurgie et actuellement encore officier de santé, rue St.-Denis près l'Apport-Paris, a deux enfans. Le premier âgé de quatre ans a été vacciné, et deux jours après la petite-vérole a paru. Il était quand on l'a vu dans son dix-septième jour de maladie; son second enfant vient d'être vacciné il y a quelques jours.

Son neveu demeurant à Versailles rue. . . . . . a été vacciné il y a un an. Le vaccin a parcouru toutes ses périodes. Il est actuellement en convalescence d'une petite-vérole naturelle dont il sera très-marqué. Ce fait a été constaté par plusieurs médecins qui s'y sont transportés pour s'assurer de cette vérité.

La fille du cit. Porcabeuf, restaurateur rue du Mail n°. 18, âgée de cinq ans, a été vaccinée par le cit. ***. Trois semaines après la petite-vérole a paru avec une éruption épouvantable. Je l'ai vû dans ce moment où il était impossible d'accorder à la Vaccine la faculté préservatrice qu'on veut lui donner. Elle a été soignée dans cette maladie par le citoyen. . . . . .

Le cit. ***, marchand et fabriquant de couleurs, maison formant l'encoignure près l'Apport-Paris, au bas du Pont-au-Change, à côté du café, a fait vacciner, il y a vingt mois, deux enfans. La Vaccine a parcouru toutes ses périodes sur l'un et n'a point produit d'effets sur l'autre. Tous les deux ont pris la petite-vérole. Elle a suivi, chez celui qui avait éprouvé toute l'action du vaccin, son cours ordinaire. Le second a essuyé une maladie indéfinissable. Le délire a duré plus de soixante heures. Il était accompagné de transport et des plus affreuses convulsions. Sa peau était toute couverte de taches pourpreuses sortant et rentrant. Ce n'est qu'au septième jour que l'éruption variolique s'est enfin déterminée; mais la crise a été si violente que l'enfant n'a pû la supporter. Le médecin présent à l'ouverture du corps, a déclaré que son intérieur était parsemé de boutons gangréneux. Le médecin dont je parle en ce moment, et qui jouit à juste titre de la plus haute réputation, n'est pas celui qui a vacciné ces deux enfans. Le public n'a plus à craindre l'emploi du faux vaccin de ce dernier qui a jugé à propos de suivre un autre état.

Madame Rivolet, marchande mercière rue des Deux-Portes-St.-Sauveur, a fait vacciner un enfant qui a eu la petite-vérole huit mois après.

Madame Horry, rue St.-Denis, vis-à-vis St.-Chaumont, a également fait vacciner un enfant qui a pris ensuite une petite-vérole dont il est très-marqué. Je tais le nom du vaccinateur. Ces deux faits m'ont été rapportés à moi-même par les personnes sus-nommées.

La vérité est que le docteur Krans, médecin de sa majesté le roi de Prusse, demeurant à Anspach, m'a dit, lorsqu'il était à Paris, il y a dix-huit mois, que le président du tribunal de ce pays ayant fait vacciner son fils unique, il avait eu le malheur de le voir périr dans le tems même que la Vaccine parcourait ses périodes.

Le docteur Jean Roy, oncle, praticien respectable par son âge, ses qualités morales et ses profondes connaissances en médecine ; m'a dit qu'il venait de traiter de la petite-vérole deux enfans qui avaient été vaccinés.

J'allais terminer le récit des faits à opposer au prétendu préservateur vaccinal, quand il m'est tombé dans les mains deux journaux, dont l'un combat par la simple exposition d'un fait arrivé en vendémiaire dernier, l'exactitude du rapport du comité central de la Vaccine de Paris, et démontre clairement au public que les écoles vaccinantes d'Italie ne sont pas plus heureuses dans l'application du virus vaccinal, *ab uno nosce omnes*. Voici ce que le cit. Casanbon, médecin vient de faire insérer dans un article du journal du soir, du 10 frimaire an 11. « Malgré » tout ce que les journaux ont pu dire jusqu'à ce » jour de l'avantage de la Vaccine sur l'inocu- » lation variolique, je dois à l'honneur de l'art » que je professe, de publier la contre-épreuve » que j'en ai faite, à la fin de vendémiaire der- » nier, sur les demoiselles Levasseur, Fau- » bourg St.-Honoré, maison du marchand de » vin, n°. 11.

» Dix-huit mois auparavant, ces deux de- » moiselles avaient été vaccinées en Italie. A la » suite de cette opération, il leur survint une » infinité de boutons ulcérés sur toutes les par-

» ties du corps , particulièrement au visage et
» aux extrémités supérieures. Quelques médecins
» jugèrent et traitèrent cette maladie les uns
» comme une gourme et les autres comme la
» galle. Mais tous les moyens employés pour la
» guérison étant infructueux , je fus appelé par
» la mère de ces demoiselles pour les inoculer.

» Cette opération réussit si bien sur l'aînée que
» le quatrième jour de l'éruption les boutons
» prirent le caractère des boutons varioliques ,
» et la guérison fut complète le quatorzième
» jour.

» Il n'en fut pas ainsi de la plus jeune : le
» virus variolique se borna aux piqûres qui pri-
» rent le même caractère que les boutons va-
» rioliques ; mais il est bon d'observer que les
» boutons ulcérés survenus à la suite de sa Vac-
» cine étaient bien moins nombreux chez cette
» jeune personne que sur sa sœur, et que d'ail-
» leurs le traitement que je lui avais fait subir
» quelques jours auparavant les avaient pour ainsi
» dire guéries.

» On ne manquera pas sans doute de m'ob-
» jecter que ces jeunes personnes avaient été
» vaccinées avec de la fausse Vaccine ; la vérité
» est cependant que le virus qu'on avait employé
» pour elles avait servi à vacciner un grand

» nombre d'enfans dans l'île de Rhé. Ce fait est
» des plus authentiques.

» Il résulte de cette observation, comme de
» tant d'autres, que l'esprit de parti a révoqués
» en doute, que le virus vaccin ne neutralise pas
» toujours le virus variolique.

» Personne plus que moi ne desire la réussite
» de cette découverte, mais je ne puis pardon-
» ner l'enthousiasme en médecine, que je re-
» garde comme un crime de lèze-humanité. Je
» pense donc qu'une longue expérience peut seule
» nous mettre à portée de prononcer en con-
» noissance de cause sur l'avantage ou les dangers
» de la Vaccine ».

Si je compare ce fait, et tant d'autres qui sont
de toute notoriété, avec ce que le comité central
de la Vaccine de Paris a fait insérer dans le mo-
niteur du 6 frimaire an 11, je me trouve forcé
de ne plus ajouter aucune foi au témoignage de
mes sens; car il est clair que mes yeux, que
mes doigts m'ont trompé, quand j'ai cru voir
des individus vaccinés couverts des boutons de
la petite-vérole naturelle en pleine suppuration,
quand j'ai pris du pus de ces mêmes pustules
varioliques. Le sens de l'ouïe ne m'a pas servi
plus fidèlement, quand j'ai cru entendre les pères
et mères de ces individus vaccinés, m'assurer que

ceux que je voyais, que je touchais, dont j'en-
tendais la voix, avaient été soumis à l'opération
de la Vaccine depuis plus ou moins de tems.
Par charité, mes chers confrères, ne m'appau-
vrissez pas encore en m'enlevant les sens qui
me restent, je n'ai malheureusement déjà que
trop perdu.

Comme le rapport du comité central de la
Vaccine serait trop long à copier en entier, je
vais en faire le résumé en deux mots et littéralement. Cela suffira pour prouver que ce que
l'on donne au public, pour une véritable histoire, n'est souvent qu'un conte très-plaisant.

« Aucun exemple n'a prouvé que sur des mil-
» liers d'individus d'enfans vaccinés, un seul ait
» été atteint de la petite-vérole, quoiqu'ils vé-
» cussent au milieu de la contagion.

» Il (le comité central) s'est empressé de
» faire le recensement de tous les individus qui,
» par ses soins, avaient été vaccinés. Il a pris
» les mesures les plus exactes pour être informé
» de tout ce qui pourrait leur arriver, et le
» résultat de ses recherches, en ce moment,
» est que sur le nombre de ces individus ou
» enfans, lequel monte à près de dix mille, *il*
» *n'en est aucun qui ait été atteint de la conta-*
» *gion de la petite-vérole. Ce grand et important*

» *résultat est solidement établi, et ne souffre*
» *aucune exception, (credat judæus Appella* ».)

Je finissais de copier cet extrait du rapport du comité central de la Vaccine, quand j'ai reçu le billet suivant, avec invitation de m'assurer du fait par moi-même

Deuxième décade, vendémiaire dernier.

Quatre filles du cit. Duval ont été vaccinées à l'hospice de la Vaccine, au St.-Esprit-en-Grève. Les 3e. et 4e. jour les symptômes de la petite-vérole se sont manifestés sur deux : elles en sont criblées. La plus jeune âgée de dix-neuf mois a les vésicatoires.

La Vaccine a fait son effet sur l'une et sur l'autre après que la petite-vérole a eu parcouru ses différentes périodes.

Quelles conclusions doit-on tirer de tous ces faits ; plusieurs et de très-vraies. Premierement que la Vaccine n'est pas comme on veut le faire croire un préservatif de la petite-vérole ; en second lieu, et ce qui est plus à craindre, que le virus *cowpox* introduit dans l'habitude des humeurs une multitude de germes morbifiques, ainsi qu'on peut le voir dans l'exemple des demoiselles Levasseur, chez lesquelles l'insertion

du virus vaccinal avait dénaturée l'humeur expectante du germe variolique pour le tranformer
dans une maladie qu'elles ne connoissaient point
avant. Cela est si vrai que pour obvier aux accidens qui survenaient tous les jours, un habile
médecin a été obligé de recourir à l'inoculation
de la petite-vérole humaine, qui, secondant puissamment l'effort de la nature mal-adroitement
interrompue dans son cours, a chassé du centre
à sa circonférence une humeur qui ne demandait
qu'à être expulsée.

———————

IL est inutile de fatiguer le lecteur par une
plus grande quantité de faits, dont je pourrais
facilement grossir la liste, si je voulais mettre
sous les yeux du public tous ceux qui sont parvenus à ma connaissance, tant par ma correspon-
dance habituelle, que par les relations de mes
confrères avec les plus habiles praticiens des différens pays. Il n'en est point qui ne fournissent
des milliers de preuves, que des enfans vaccinés
n'ont pas été inaccessibles à la contagion variolique, si les comités de Vaccine cessaient d'en-
tasser dans des cartons, tous leurs procès-verbaux, et si l'on pouvait parvenir à faire lever les
sentinelles posés dans les bureaux des journa-

listes pour empêcher que les réclamations qu'on y adresse de toutes parts ne parviennent aux oreilles du gouvernement.

Le citoyen Cullerier, chirurgien en chef de l'hospice civil des Capucins, et membre de la société de médecine. Vient de confirmer dans la préface de son ouvrage, ayant pour titre : *Quelques faits relatifs à la Vaccine.* Combien il est difficile de faire parvenir à la connaissance du public, les faits qui prouvent authentiquement que la Vaccine n'est pas un préservatif de la petite-vérole. « Trois enfans, dit-il, vaccinés par
» moi, à la fin de frimaire, an neuf, eurent à la
» fin de floréal suivant, une épuration bouton-
» neuse abondante. J'en recueillis l'observation,
» et j'en fis part à la société de médecine dans
» le courant des mois de frimaire et de nivôse der-
» nier ; je fis une série d'expériences sur la Vac-
» cine et la petite-vérole, qui peuvent présen-
» ter des résultats dignes d'attention. Je les
» communiquai également à la société de mé-
» decine ; j'en fis deux lectures à deux séances,
» comme il est d'usage, et la société en or-
» donna l'insertion au journal périodique.

» Mais sans dire que les rédacteurs et des
» membres du comité paraissaient vouloir y mettre
» leur *véto*, ou du moins leur censure ; sans dire

» qu'on se proposait peut-être déjà de m'assimiler
» à certains hommes ridiculement exaltés contre
» la Vaccine ; d'après la remarque que me
» firent des amis sages et éclairés, que mes ob-
» servations pouvaient nuire à la propagation
» de ce préservatif dans l'esprit des gens faibles ;
» d'après la contradiction apparente, entre l'as-
» sertion d'un estimable confrère et collègue,
.» et une signature donnée par complaisance,
» je me décidai à retirer mon manuscrit et à le
» laisser dans l'oubli.

» Une éruption boutonneuse fort ressem-
» blante à la petite-vérole, ayant eu lieu chez
» une demoiselle vaccinée depuis un an, j'ai
» levé les scrupules qui m'avaient retenus, et
» je me suis décidé à rendre public tout ce que
» l'expérience m'a appris sur la Vaccine, persuadé
» comme je le suis, que beaucoup de prati-
» ciens ont vu des faits qu'ils n'ont pas osé
» communiquer, parce que, comme moi, par-
» tisans raisonnables d'une inoculation qui n'a
» encore eu que des effets plus ou moins heu-
» reux, ils ont craint que le fanatisme ne dé-
» naturât leur opinion, et que l'incrédulité n'al-
» térât leurs observations. » — Pourquoi donc
mon estimable confrère prendre tant de détours
pour dire ce que vous avez vu, et ne pas faire l'of-

frande toute entière à la vérité ; je vous comprends fort bien, il ne faut se brouiller avec personne. Mais comme la tâche, déjà trop lourde pour mes forces, que je me suis imposée n'est pas de suivre le docteur Cullerier dans les détails de ses opérations, j'invite ceux qui désirent s'instruire sur cette intéressante matière, à se procurer la lecture de son ouvrage estimable sous tous les rapports ; il me suffit qu'il m'ait fourni une nouvelle preuve ajoutée à cent autres, que si tous ceux qui ont de justes sujets de plaintes à former contre le système pratique de la Vaccine, pouvaient se faire entendre, on serait effrayé du nombre des victimes sacrifiées tous les jours par la manie du *Cowpox* vaccinal, improprement appelé petite-vérole des vaches, suivant ce qu'en ont dit des personnes instruites qui ont long-tems habité cette partie du comté de Glocester, où l'on prétend que cet incomparable préservatif de la petite-vérole a pris naissance.

Cette maladie se manifeste par une simple éruption de boutons qui surviennent aux pis des vaches. La sensibilité exquise de cette partie, rendant l'extraction du lait très-difficile, oblige de prendre dans cette circonstance, certaines précautions pour prévenir des engorgemens très-doulouréux et souvent funestes. La méthode que l'on suit ordinairement est fort simple ; elle consiste le plus souvent à plonger le pis de la vache dans de l'eau modérément chaude, ou a l'exposer à sa simple vapeur ; on diminue en même-tems la ration de nourriture que l'on a soin de choisir de la meilleure qualité possible, les pâturages étant dans cette partie du comté de Glocester, très-marécageux et parconséquent mal-sains et insalubres. Mais lorsque par négligence on a laissé le mal parcourir ses périodes, la cure en devient très-difficile, et cette maladie prend alors un caractère de contagion, tant pour les bestiaux que pour ceux qui en prennent soin. J'abandonne à l'art du médecin vétérinaire le soin de donner une plus ample description du *cowpox*, cette maladie étant de son ressort. Ce que je viens d'en dire est suffisant pour faire évanouir le merveilleux de ce prétendu préservatif de la petite-vérole. Il n'est pas étonnant, en effet, que des hommes habituellement sujets à une maladie presque contagieuse, soient préservés d'une autre, dont, par l'infraction des lois de l'équilibre établi dans nos humeurs, le développement doit nécessairement être retardé, je pourrais même dire totalement émoussé par l'accroissement journalier de ce virus, sans pour cela avoir l'air de me contredire.

Mais je dois , à ce sujet , prévenir mes lecteurs qu'une nouvelle véritablement allarmante occupe en ce moment tous les esprits. — « suivant » un rapport présenté au comité général d'agricul- » ture, arts et commerce , par un des membres » de cette société nouvellement arrivé d'Angle- » terre : dans aucun des comités on ne connaît » des vaches affectées de la maladie que les » Anglais désignent sous le nom de *cowpox* ; » de sorte que si la Vaccine inoculée se per- » dait, il serait peut-être impossible de retrou- » ver la matière première qui l'a fournie — ».

La *Gazette de France* , du lundi 29 vendé- miaire an 11 , de laquelle j'extrais cette annonce , ajoute aussi que « l'origine attribuée communé- » ment à la Vaccine est reconnue et prouvée » fausse , d'après les expériences faites par les » citoyens Huzard et Tessier ». Quant à moi , je ne comprends pas comment on peut chercher à approfondir la mystérieuse naissance de la Vaccine. La terre n'a pu produire un pareil tré- sor ; le ciel seul , dans sa faveur , a pu nous en gratifier.

Cette maxime , si sage , du citoyen Heurteloup: « Qu'il convient de se servir du doute pour faire » un pas vers la vérité » , vient d'être mise en pra- tique par le docteur Joseph Bressy , de la Faculté de Montpellier, dans un ouvrage qu'il a fait paraître sur différens sujets qui, tous, ont des rapports avec la conservation de l'espèce humaine. Cet ouvrage intéressant, qui a pour titre : *Théorie de la Contagion, et son application à la petite-vérole, à la Vaccine et à leurs inoculations*, mérite d'être lu avec la plus grande attention. Tout y annonce un praticien aussi profond dans son art, qu'un excellent citoyen. Son langage est celui d'un homme de bien très-éclairé, qui, n'adoptant aucun système, et ne craignant ni d'encourir la défaveur des gens de l'art en crédit, ni l'aigreur de l'esprit de parti, transmet au public, avec franchise, ce qu'il a cru découvrir de bien et de mal dans l'usage ancien de l'inoculation de la petite-vérole, par le virus variolique humain, et dans celui nouvellement adopté par le virus vaccinal ou *cowpox*.

« L'inoculation par le virus humain, dit-il, est » plus favorable à l'individu, la vaccination plus » avantageuse pour l'espèce—». Il ne faut cependant pas croire que les partisans de cette dernière puissent tirer un grand parti de cette décision, qui, paraissant les favoriser au premier coup-d'œil, les anéantit cependant en dernière analyse. Voici le texte du docteur Bressy ; je me plais à le citer :

» L'art a conquis un nouveau préservatif de
» la petite-vérole, qui a un avantage particulier et
» infiniment précieux pour la société. Cet avan-
» tage est que l'éruption neutralisante du prin-
» cipe expectant variolique, ne se termine pas
» par une efflorescence gangréneuse, comme
» par les autres modes connus de neutralisation
» de ce principe — ». Que le docteur Bressy me
permette de lui dire que l'on ne connaît pas
encore de neutralisation du principe expectant
variolique. Car l'inoculation avec le virus variolique humain, ne neutralise pas ce principe, il
le met, au contraire, en évidence dans toute sa
nature, mais avec beaucoup moins de dangers et
à volonté.

Je reprends le texte de notre estimable auteur.
« Si l'inoculation, j'ose le dire, est plus favo-
» rable à l'individu, et les faits le prouvent, la
» Vaccine l'est davantage à l'espèce. Il est hors
» de doute que la petite-vérole pure inoculée
» avec intelligence est moins meurtrière et moins
» sujette à des suites fâcheuses que la Vaccine;
» mais elle a l'inconvénient que n'a pas la Vac-
» cine de propager la petite-vérole, et souvent
» l'inoculation en fait une épidémie; et comme
» la petite-vérole prise naturellement fait périr
» beaucoup de monde ; l'inoculation est cause

» de la mortalité qui arrive alors — ». Ici le docteur Bressy ajoute un correctif en faveur de cette
inoculation dont il dévoile le vice. « Ce malheur ,
» dit-il , est l'effet de l'opinion qui empêche l'a-
» doption générale de cette salutaire pratique.
» Comme il est probable que de long-tems on ne
» pourra triompher de la résistance du peuple à
» s'y soumettre généralement , long-tems aussi
» l'inoculation sera sujette à cet inconvénient.
» En cela l'inoculation est plus fatale que la
» vaccination ; mais la vaccination est plus fatale
» aux individus qui y sont soumis, parce qu'il
» est certain que cette insertion fait plus de vic-
» times , forme des principes de maladies qui
» couvent long-tems dans le corps , pour se ma-
» nifester plus ou moins tard et enlever le ma-
» lade. Je pourrais citer plusieurs exemples qui
» confirmeraient ses mauvais effets , mais la
» crainte de renouveller d'anciens regrets me
» prescrit le silence.

» Jusqu'à présent les vaccinateurs ont tu les
» mauvais effets de la Vaccine, par le desir louable
» de faire adopter une pratique avantageuse à la
» société » (ici l'antithèse des mots, mauvais
effets de la Vaccine, et pratique avantageuse à
la société, prouve combien monsieur Bressy est
honnête), « ou parce que ses effets funestes ne

» paraissant que long-tems après la vaccination , .
» ils les attribuent à d'autres causes. La philan-
» tropie , la sévère prudence veulent qu'on ne
» déguise rien de ce qui peut compromettre la
» vie des hommes. Toute considération , tout
» enthousiasme pour un système doivent s'éva-
» nouir , si par son adoption la vie d'un seul in-
» dividu est menacée ». — Maxime vraiment sublime et que tous les hommes appelés par la pro-
vidence pour travailler au grand édifice du bonheur public devraient avoir toujours présente à
la mémoire et gravée dans le cœur. Morale
mille fois préférable à ce fatras incohérent de
pensées fausses et extravagantes que l'on décore
du nom pompeux d'idées philosophiques.

« Il ne faut pas regarder le virus vaccin comme
» un virus innocent , c'est , ajoute monsieur
» Bressy , un levain turbulent qui agite toutes les
» humeurs viciées et étrangères. Heureux celui
» qui n'a que le germe de la petite - vérole à
» neutraliser et à exciter — ». Le *cowpox*, comme
je l'ai déjà dit plus haut , ne peut jamais neutraliser la petite-vérole , il ne peut que l'engourdir
en l'enveloppant par d'autres germes morbifiques.

Ainsi donc , la division en fausse ou vraie Vaccine , c'est-à-dire , en Vaccine qui préserve, et en

Vaccine qui ne préserve pas de la petite-vérole, diminue la sécurité des parens, et jette de l'incertitude sur la réussite de l'opération. Il est difficile, au degré où sont nos connaissances sur ce procédé, d'assigner un caractère distinctif à chacun tel qu'on ne puisse jamais s'y méprendre.

« — On fait vacciner une personne pour la ren-
» dre inhabile à contracter la petite-vérole ; mais si
» l'opération qui la rend inhabile, ou par laquelle
» on veut la rendre telle, produit une crise à-
» peu-près semblable qui ne détruise pas la sus-
» ceptibilité, on n'a rien gagné dans cette prati-
» que, il est indispensable de recourir à une
» seconde épreuve, et cette épreuve est l'ino-
» culation : ici les désavantages de la vaccination
» sur l'inoculation sont de la plus grande évidence.
» La vaccination a besoin du secours de l'inocu-
» lation pour constater sa vertu préservatrice,
» et jusqu'à présent l'inoculation n'a point encore
» eu besoin du concours de la vaccination ».

« Le virus vaccin agit sur tous les vices cons-
» titutionels ou accidentels d'un individu, tels
» que les principes des affections nerveuses, des
» maladies exanthemateuses, de la vérole, du
» scorbut, des ecrouelles, du rachitis, du rhu-
» matisme, et principalement de la goute. S'il
» rencontre une ou plusieurs de ces maladies

» lors de son insertion, il s'acharne à leur pour-
» suite, ainsi qu'à la cause expectante de la pe-
» tite-vérole. Deux ou plusieurs principes ne peu-
» vent être pourchassés à-la-fois sans que l'har-
» monie vitale ne soit troublée, et le malade ré-
» sistera difficilement à l'action combinée de
» plusieurs puissances morbifiques. Aussi, ordi-
» nairement après un long combat entre tous ces
» agens désorganisateurs, il finit par en être la
» victime.

» Il est encore absolument nécessaire, con-
» tinue notre auteur, d'ouvrir un égout pour
» faire évacuer la gourme, appanage ordinaire
» de l'enfance avant d'y introduire le virus vac-
» cin — ». Les précautions qu'il ordonne de
prendre, pour éviter les accidens ordinaires de la
vaccine, sont d'une telle nature, qu'il est presque
impossible de les employer quoiqu'elles soient absolument nécessaires. Il veut qu'on ne se serve
jamais d'un vaccin allié à un autre germe, et
surtout d'éviter de l'employer sur un individu
qui pourrait renfermer en lui un principe de maladie autre que celui de la petite-vérole dont on
prétend annuler la susceptibilité.

Mais quel œil tant soit peu observateur ne
voit pas sur-le-champ la presque nullité de toutes
ces précautions par leur nature même, puisque

le virus vaccin s'attache à toutes les matières morbifiques et qu'il n'est guères possible de trouver un individu qui n'ait quelque maladie jointe au principe expectant de la petite-vérole, et que la décomplication du virus vaccin est encore à trouver.

Le docteur Bressis, termine enfin son chapitre sur la vaccination, par conclure qu'il existe un grand nombre d'individus qui ne doivent jamais être soumis à l'action du virus vaccin; et que beaucoup d'autres ne peuvent l'être avec avantage, qu'après les avoir préalablement inoculés avec le virus variolique humain.

« Quand la contagion de la petite-vérole est » reçue avant l'inoculation de la Vaccine (note » du docteur Colon, insérée dans le *Journal des* » *Débats*, le 29 vendémiaire an 10), on voit » quelquefois se développer une éruption vario- » lique dans le cours de la Vaccine ; dans ce » moment où la petite-vérole est très-répandue » et exerce ses ravages dans tous les quartiers » de Paris, ces exemples d'éruptions ont été » plus multipliés — ». La réflexion seule suffit pour faire sentir qu'on ne peut exiger de la Vaccine qu'elle garantisse d'une maladie dont l'infection est déjà passée dans le sang, et qui se manifeste au-dehors avant l'effet du préservatif.

C'est aussi par la seule réflexion qu'un homme sensé, étranger à tout système, vous dira : tout préservatif doit agir tant que le virus qu'il doit neutraliser, n'est pas réduit encore de la puissance intérieure à l'acte extérieur ; autrement il ne peut être nommé vrai préservatif. Un malade, par exemple, a la gangrène toute prête à se développer, un praticien habile saura bien dénaturer l'humeur peccante par la neutralisation de son germe. Je pourrais vous citer plusieurs autres maladies aussi sérieuses, qu'un médecin instruit détourne facilement au moment même où elles vont paraître. Ainsi, votre observation va directement contre votre système. Car c'est lorsque deux ennemis également redoutables sont aux prises, qu'on doit juger par le résultat du combat lequel des deux était le plus puissant ; en un mot, si, comme il y en a réellement des milliers d'exemples, un enfant vacciné avant cette contagion variolique, a pris la petite-vérole pendant cette contagion, votre vaccine ne peut jamais tranquiliser l'inquiétude des parens, puisque dans le fait elle n'est point un préservatif.

Je vais plus loin, et je me sers de votre raisonnement ; mais dans un sens inverse, pour prouver que si la vaccine empêche que des enfans qui ont subi son opération contractent de sitôt

la petite-vérole, c'est moins à sa vertu préservatrice que l'on doit attribuer cet effet, qu'au
nombre incalculable de miasmes morbifiques
quelle lance dans toute l'habitude des humeurs,
et dont le levain toujours en fermentation est
embarassé de choisir celle qu'il mettra la plutôt
en évidence. « La vaccination, ajoutez-vous, à
» cet avantage, c'est que dans ces circonstances
» même, elle modifie d'une manière étonnante,
» l'éruption de la petite-vérole, et que vous en
» avez sous les yeux deux exemples frapans ».
Je le crois, monsieur, mais on pourrait vous en
opposer avec autant de certitude, un bien plus
grand nombre, qui prouveraient invinciblement
le contraire.

Le but que je me suis proposé en prenant la
plume, étant d'éclairer mes concitoyens, sur les
dangers que peuvent encourir ceux qui ont recours à l'inoculation par le virus vaccinal, je
croirais n'avoir ébauché qu'imparfaitement son
portrait, si je ne mettais sous les yeux de mes
lecteurs, une note que je trouve dans un ouvrage
imprimé, ayant pour titre : l'*Inoculation de la
petite-vérole, renvoyée à Londres : Ou les deux
Candides par M.* ***, docteur en médecine,
*nouvelle édition augmentée de notes sévèrement cri-
tiques, par Chapon*, docteur en médecine. Quoi-

que cet estimable praticien se soit montré dans
tous les tems comme un des plus grands anta-
gonistes de l'inoculation par le virus variolique
humain, cela ne doit point m'empêcher de rendre toute la justice qui est due aux motifs louables
qui l'ont dirigé.

Les dangers de l'inoculation faite sans précau-
tion, sont déjà assez redoutables, sans chercher
encore à lui attribuer gratuitement des imperfec-
tions, dont il me serait très-facile de démontrer la
fausseté. Pourquoi calomnier quand on a les ressources de la médisance. Sans prétendre vouloir
me donner un autre mérite que celui qui pro-
vient nécessairement d'une longue expérience,
et d'une réflexion sérieuse sur tous les faits que
j'ai rencontré mille fois depuis quarante années
où je me suis spécialement livré à la théorie,
et à la pratique de la petite-vérole, soit naturelle soit artificielle; je peux dire avec vérité,
avec cet amour pour le bien public qui doit ca-
ractériser un bon citoyen jusqu'à son dernier
soupir, que la crainte du contact variolique que l'on
peut éviter moyennant certaines précautions, est
le seul inconvénient qu'on puisse opposer à l'usage
de l'inoculation par le virus variolique humain,
faite par un homme instruit et prudent. Les pé-
rils qui peuvent naître du mauvais choix de la

matière inoculatrice, de l'inapropos du moment de l'inoculation, de l'inconnaissance du tempérament de ceux que l'on veut soumettre à cette opération, disparaissent, ou plutôt n'existent jamais avec un inoculateur habile, qui possède à fond et par principes son art; en sorte que je ne crains pas de répéter ici ce que j'ai avancé dans mon ouvrage sur l'inoculation, qu'elle est et sera toujours par elle-même sans danger dans les mains d'un médecin expérimenté, et que s'il arrive un accident pendant, ou des suites de l'inoculation, ce sera moins à la chose même qu'à l'impéritie de l'inoculateur, qu'il faudra s'en prendre. Je me garderai bien d'avoir l'extravagante prétention qu'elle met à l'abri de toutes les maladies par la suite; mais je soutiens avec cette imperturbable conviction que donne l'expérience, qu'elle ne peut jamais altérer la santé, par cette raison la seule, que l'inoculation avec le virus variolique humain, n'attaquant que ce qui est de sa nature, ne peut jamais agir que sur l'humeur expectante de la petite-vérole, tout exemple contraire vient de l'ignorance de l'inoculateur.

Je reviens à la note du docteur Chappon, je la transcris mot à mot, elle a le double avantage de réunir l'esprit à la vérité.

Note 44, page 56 de l'ouvrage du cit. Chappon.

—— « Dans ce que j'ai cru devoir me
» procurer d'ouvrages sur la vaccination , j'ai
» choisi ce qu'il y a de mieux, au dire des vac-
» cinateurs que j'ai consulté , en leur faisant part
» du projet que j'avais formé d'écrire contre.
» Eh bien ! dans ces ouvrages que j'ai lus avec
» beaucoup d'attention , j'ai trouvé que la Vac-
» cine prenait ou ne prenait pas ; que les vacci-
» nés ayant *en eux* le germe de la petite-vérole,
» ils avaient eu en même-tems la Vaccine et la
» petite-vérole : j'ai trouvé que des vaccinés ,
» qui avaient eu la petite-vérole quinze jours,
» un mois, six semaines après l'insertion du pus
» vaccin , *avaient dû l'avoir.* J'ai trouvé qu'il
» existait une vraie et une fausse Vaccine *diffi-*
» *cile à reconnaître ;* d'autre fois une Vaccine
» trop vieille de quelques jours ou de quelques
» mois , ou délayée avec trop d'eau , ou intro-
» duite avec une lancette émoussée. . . . . Bref,
» j'ai trouvé que le vaccinateur s'était ménagé
» infiniment plus de moyens que l'inoculateur;
» qu'il avait une infinité incalculable de fuites
» pour soutenir la faveur due à l'inoculation
» d'une maladie, dont *l'origine se perd, se con-*
» *fond dans la nuit des tems, et dont la nature*

» *n'est pas encore bien connue*, qui, *peut-être*,
» détruira le germe variolique, *comme on a dé-*
» *truit en Europe la peste, la lèpre et la suette*,
» qu'on a eu le bon esprit de ne pas inoculer;
» qui, peut-être, nous procurera un jour une
» maladie inconnue , qui pourrait très-bien n'être
» que la même sous un autre masque. Mais
» non : la vaccine détruit tout germe de maladie.
» *Elle n'est point mortelle, et n'offre aucun*
» *danger.* — Elle *guérit la migraine.* . . la phti-
» sie , etc. . . Cependant je lis la section des *ac-*
» *cidens qui peuvent arriver dans la Vaccine.* . .
» Ailleurs, je lis le *Mode du traitement* de ses
» accidens; là je vois un vaccinateur qui con-
» fesse ne vouloir pas vacciner le fils de son
» ami, parce qu'il craint qu'on ne lui reproche
» la *mort* de cet enfant.

  » Cependant *nouvelle transfusion;* la Vaccine
» *ranime le principe de vie.* . . fait disparaître
» les symptômes des maladies les plus graves. . .
» Si la petite-vérole survient, le sujet aura été
» *mal vacciné*, ou il avait en lui le germe de la
» petite-vérole prêt à se développer; si le sujet
» meurt. . . le vaccin n'était pas pur; il était trop
» ancien. . . il était éventé. . . c'était un *faux*
» *vaccin.* . . Bref, le malade a dû mourir. Le

5 *

» vaccinateur n'est pas plus dieu qu'un mé-
» decin ».

. « Enfin, pour cette fois, le pus vaccin bon...
» De jeunes filles vaccinées avec succès n'auront
» plus jamais la petite-vérole... *Déjà* des symp-
» tômes de phtisie très-graves se manifestent sur
» ces enfans ; les trois qui s'en trouvent affec-
» tées, à l'issue du traitement de la Vaccine,
» avaient le germe en elles, et le vaccin ou
» *cowpox*, comme il vous plaira, n'était point
» assez fort pour détruire ce vice ».

« Voilà les moyens de défenses à alléguer à
» ces *ignorans*, à ces *fanatiques*, à ces *pédans*
» *de vieilles facultés*, qui veulent repousser les
» *découvertes modernes*, sans lesquelles la mé-
» decine resterait ou tomberait dans le *néant* ».

« Lecteur impartial, je laisse encore à la sa-
» gesse de vos réflexions, cet extrait fidèle.
» J'espère que vous parviendrez à débrouiller ce
» chaos ».

Je doute que l'on puisse rassembler dans un si
petit cadre, avec plus de vérité, de gaité et d'abon-
dance, des faits aussi opposés au système de
l'inoculation par le virus vaccinal. Les vices de
la chose en elle-même, les ressources incalcu-
lables que se sont ménagés ses actifs confédérés
et partisans, y sont dépeintes avec tant de natu-

rel , que l'on peut dire de ce portrait de la Vaccine , qu'il a été fait de main de maître. Que le docteur Chappon , et tous ceux qui applaudissent à l'exactitude de sa note, ne croient cependant pas qu'ils apporteront au moins tout-à-l'heure un changement dans les idées des *cow-poxeurs* ? Non, assurément. Le cit. J. Juglar, médecin, auteur d'une brochure en faveur de la Vaccine, vient de répondre à cette mauvaise plaisanterie de l'annotateur par cette épigraphe en rime croisée :

Variola periculosa ,

Variolatio mitior ,

Vaccinatio tutissima.

Comme tous ceux entre les mains de qui mes réflexions sur l'inutilité et les dangers de la Vaccine tomberont , n'entendront peut-être pas le latin , je me crois obligé de traduire littéralement cette prose rimée, à-peu-près latine.

Variola periculosa. Veut dire que la petite-vérole naturelle est dangereuse.

Variola mitior. Que l'inoculation est plus douce et moins dangereuse.

Vaccinatio tutissima. Mais que la vaccination est très-sûre , la plus sûre : qu'elle exclut tous les accidens passés, présens et futurs. Le tems achevera de déterminer la juste opinion qu'on doit avoir de cette dernière. Les faits ont parlé depuis long-tems en faveur de la seconde. Une sage théorie appuyée par une longue expérience sauront toujours maîtriser les effets de la première. Dans cette cruelle maladie, tout dépend presque toujours du premier moment, et l'œil expérimenté d'un habile praticien lui indique d'abord ce qu'il peut et doit faire. Hélas ! combien de malheureuses victimes n'arracherait-on pas à cette horrible maladie, si tous ceux qui se livrent à l'étude de la médecine étaient bien persuadés que c'est par une profonde et continuelle application, et non par de belles phrases que l'on parvient à acquérir le nombre infini de connaissances nécessaires pour mériter le titre de médecin.

Le praticien le plus instruit rencontre des cas rares et particuliers qui ne se sont jamais présentés à lui. C'est alors que ramassant, pour ainsi dire toutes ses forces, il cherche dans son antique arsenal les armes que son expérience lui fait juger devoir être les plus propres pour combattre avec avantage un adversaire inconnu jusqu'à ce moment. Cependant comme il peut se tromper, il ne craint pas alors, que dis-je, il se fait un honneur, un devoir d'appeler à son secours les

hommes célèbres qui ont blanchis sous le har-
nois, ces véritables disciples d'Hippocrates, con-
fidens et dépositaires des secrets de leur respectable maître ; ces hommes enfin ridiculement
nommés pédans de vieilles facultés, par ces êtres
privilégiés à qui la nature trop libérale a accordé
le précieux avantage de tout savoir sans avoir
jamais rien appris. De combien d'individus n'au-
rais-je pas à regretter la perte si javais eu dans
certaines circonstances la sotte vanité, le barbare
amour-propre de croire ma faible réputation com-
promise en m'aidant des lumières de ces anti-
ques praticiens dont la vue seule console un malade et porte dans son esprit l'espérance d'une
prochaine guérison. Quelle satisfaction mon cœur
n'éprouve-t-il pas quand je vois assidus, auprès
de ceux qui leurs confient le soin de leur existence, ces jeunes médecins à qui il ne manque
que ce tact assuré, ce coup-d'œil décisif, qui ne
s'acquièrent ordinairement que par un longue habitude, mais dont un travail opiniâtre et une
profonde réflexion comparative peuvent hâter le
développement. Je suis loin de blâmer ceux que
l'inexpérience, autant que leur amour outré pour
les systèmes nouveaux, entraînent souvent au-
delà des bornes d'une simple curiosité ; mais je
me crois en droit de leur dire qu'avant de se livrer

au goût du jour, il faudrait au moins connaître les bases fondamentales de la médecine. Les bévues inconcevables et malheureuses, dont je suis témoins tous les jours, me donnent le droit de m'exprimer ainsi. Je gémis dans le silence de ce que la charité m'ordonne de taire des faits d'ignorance tels qu'il est impossible de les concevoir. Je disais, quelques lignes plus haut, que les praticiens les plus excercés rencontrent souvent des cas extraordinaires, d'autant plus embarassans qu'il faut agir sur-le-champ. C'est alors qu'ils se conduiraient en aveugles, si en descendant au plus profond d'eux-mêmes, ils n'étaient pas assez heureux pour se rappeler les leçons lumineuses des maîtres de l'École, et si par un bonheur non moins grand ils n'étaient puissamment secondés par des hommes de génie dont les talens, les facultés physiques et intellectuelles sont uniquement consacrées aux secours de l'humanité souffrante. Je crois donc pouvoir mettre en ce moment, sous les yeux de mes lecteurs., un fait relatif à une petite-vérole, tout-à-fait extraordinaire dans sa marche et ses développemens compliqués. Le seul desir d'être utile à mes concitoyens, jusques à ma dernière heure, m'engage à produire quelques-unes des lettres qui m'ont été écrites à ce sujet. Je laisse à la malignité l'innocent plaisir de me travailler comme bon lui semblera.

Copie de la lettre qui m'a été adressée par le cit. Despines , médecin.

Je m'empresse à répondre aujourd'hui au desir que vous m'avez témoigné d'avoir un précis de l'histoire de la petite-vérole confluente dont a été atteinte madame *** , dans le courant de vendémiaire et brumaire dernier (an 11). Cette maladie singulière que j'ai eu la faculté de suivre dès son début , et que j'ai pu soigneusement observer sous vos aupices , demanderait à juste titre, à raison des accidens qui l'ont compliquée, une place dans les fastes de l'histoire de la médecine , pour prouver aux jeunes médecins les ressources de la nature dans les cas qui paraissent les plus désespérés, et en même-tems les grands avantages que l'on peut retirer en médecine des moyens les plus simples , lorsqu'ils sont sagement et judicieusement appliqués , et pour les préserver enfin de tant de méthodes incendiaires, fruits de l'ignorance et de la charlatannerie.

Madame de *** , âgé de 23 ans, d'un embonpoint médiocre , d'un tempérament irritable, sujette à des mouvemens spasmodiques , d'un

extrême sensibilité , exaltée encore par de vio-
lens chagrins , accouchée depuis huit mois ,
n'ayant point nourri son enfant , n'avait pas encore eu la petite-vérole qu'elle rédoutait beaucoup.
Cependant pour s'en préserver elle n'avait pas
voulu, malgré les vives sollicitations de ses parens, se faire inoculer. Quelques affaires l'ayant
appelée à Paris sur la fin de vendémiaire an 11 ;
elle y éprouva beaucoup de sensations pénibles
et désagréables , occasionnées par des chagrins
domestiques.

Le 20 vendémiaire , 12 octobre , elle tomba
malade et présenta tous les symptômes de la va-
riole ; la fièvre d'incubation fut assez modérée ,
mais à la fin du 3e. jour , la malade , par une
bizarrerie dont on ne peut rendre compte , de-
manda du vin de champagne mousseux et en
but sur-le-champ une pinte entière ; elle fut pendant toute la nuit , qui suivit cette imprudence ,
dans une agitation continuelle , tenant de l'ivresse
et de la folie ; elle mordit plusieurs fois sa garde-
malade , frappa les personnes qui l'entouraient,
cassa plusieurs meubles de sa chambre , et cou-
rut toute nue dans son appartement.

L'éruption se fit rapidement à la tête et à la
figure ; les boutons étaient très-rapprochés et ra-
massés en placards. La malade délirait encore le

lendemain. Elle était contrariante et redeman-
dait à toute force du vin ; c'est alors que le
docteur Goetz, appelé la veille, la vit pour la
seconde fois ; j'eus le plaisir de l'accompagner
dans sa visite. Les parens voulurent absolument
qu'il se chargeât de cette cure, parce qu'avant
de tomber malade, madame *** avait manifesté
souvent le desir d'être inoculée par lui. Ils la
transportèrent donc, à l'insçu du docteur Goetz,
dans sa maison d'inoculation, rue de la Bienfaisance, à la Petite-Pologne.

La petite-vérole considérée en elle-même quoique confluente, a suivi la marche ordinaire et a
parcouru toutes ses périodes avec la plus grande
régularité, mais elle a offert une infinité de
symptômes alarmans que l'habilité du docteur
Goetz, et sa méthode particulière de traiter cette
maladie ont fait disparaître. Le délire maniaque
a persisté durant toute la maladie (on sait que
ce symptôme est un des signes les plus fâcheux
dans les maladies aiguës), les accès convulsifs
se sont montrés à différentes reprises et notamment au tems de sa suppuration, et durant tout
celui de sa dessication. Langue brune et trem-
blante, dents noires, assoupissement léthargique
pendant quatre jours au moment de la suppuration. Refus de prendre toutes boissons et alimens

quelconques ; respiration stéotoreuse et entrecou-
pée de tems en tems par le hoquet; salivation
muqueuse et écumeuse, grincement et claquement
de dent, resserement spasmodique des mâchoires,
déjections alvines séreuses, fœtides involontaires
et accompagnées de vents; enflure des pieds et
des mains assez considérable pour obliger à rom-
pre avec une lime, les anneaux qu'elle avait aux
doigts.

L'état des forces n'a été alarmant que depuis
la suppuration jusqu'à la chûte des croûtes; le
pouls s'est soutenu durant toute la maladie.

Un seul vesicatoire à la nuque, afin de dissiper
le délire, les potions anti-spasmodiques de quinquina, les évacuans, une nourriture convenable
qu'on était souvent obligé de lui faire prendre par
stratagême, et sur-tout la sage application de l'air
frais, et les promenades à l'air libre, que le docteur
Goetz, sait si bien mettre en usage, sont les
moyens curatifs, qui sagement administrés, ont
sauvé la malade, qui avait tout contre elle, et
que l'art a pour ainsi-dire arrachée du tombeau.

L'éruption des règles avait eu lieu le sixième
jour de la maladie; du 14 au 19, il se développa
instantanément une fièvre extrêmement forte, la
chaleur de la peau était telle, que ceux qui tou-
chaient la malade, éprouvaient une sensation pé-

nible et douloureuse ; le paroxisme ne dura que
36 heures, et dès cet instant la malade est allée
de mieux en mieux. Quant à ce qui regarde pro-
prement la petite-vérole, la chûte des croûtes ou
écailles s'est faite sans accidens consécutifs ; la
convalescence n'a pas été retardée autant que la
complication de la maladie semblait devoir le né-
cessiter ; mais la folie a subsisté après la cure
complète de la petite-vérole.

Le vingt-septième jour de l'invasion de la maladie, madame *** était en pleine convalescence,
ses forces revenaient à grands pas et tout annon-
çait comme très-prochain son rétablissement com-
plet, si l'on en excepte la lézion des fonctions
intellectuelles indépendantes de la petite-vérole.

Le docteur Goetz, a engagé les parens à tenir
la malade à un régime restaurant et de convalescence, à lui faire respirer un air pur, et ne
voyant plus en elle qu'un vice des fonctions cé-
rébrales, une véritable folie, il désirait qu'on la
plaçât pour la traiter directement de cette maladie, dans la maison de santé qui est sous la di-
rection du professeur Pinel, et dont le docteur
Beauvais, qui a suivi exactement la petite-vérole
de la dame ***, est médecin.

Cet exemple me rappelle celui d'un jeune
homme âgé de 13 ans, que j'ai vu peu de tems

auparavant dans la rue de Cléry, et qui mérite autant que le précédent, de tenir une place dans l'histoire de la médecine. Ce jeune homme éprouva également un délire, mais il fut moindre que chez la précédente ; son âge, ses passions plus douces, et sa docilité à suivre les avis de son médecin étaient bien différens ; cela n'empêcha pourtant point qu'au dixième jour, on vit sous une infinité de pustules, la peau se noircir et présenter des taches simulant la gangrène. Cet accident me donna des inquiétudes aussi grandes que les symptômes otaniques et adynamiques, qui se sont manifestés depuis chez madame ***, plusieurs jeunes médecins de mes amis qui ont l'avantage de suivre la pratique du docteur Goetz, entrèrent facilement dans mes craintes lorsqu'ils en virent le sujet ; mais notre mentor, par l'heureux emploi du quinquina et de son air frais, rappela bientôt la nature à sa marche ordinaire, et la maladie acheva son cours de la manière la plus régulière.

Dans une infinité de circonstance j'ai observé le bon effet de la pratique du docteur Goetz, adopté pour le traitement de la petite-vérole ; elle est le fruit d'une longue expérience et d'observations bien soutenues. Heureux, le jeune médecin qui peut débuter dans la pratique sous les auspices d'un maître aussi éclairé ; chaque visite au lit d'un malade est une leçon précieuse, chaque précepte une vérité démontrée par les faits, chaque mot un oracle qu'on ne peut que se féliciter de pouvoir recueillir et adopter ensuite pour servir de base à sa conduite.

DESPINES, *médecin.*

Le narré du citoyen Despines, sur la petite-vérole de madame ***, est vrai à la lettre, il n'y a de trop, dans tout ce qu'il a avancé, que les éloges qu'il me donne et que je ne mérite certainement pas.

*Lettre du cit. L.-André Beauvais, à M. ***.*

Dans ce tems où la petite-vérole fait de grand ravages à Paris, vous demandez mon avis sur le traitement de cette maladie, et particulièrement sur la méthode curative du docteur Goetz.

Je vais vous répondre en deux mots. La lecture du traité de la petite-vérole, de M. Goetz, les observations intéressantes qu'il rapporte, les règles de traitement qu'il établit et qui diffèrent de celles établies par les praticiens les plus éclairés, m'a-

vaient fait desirer de voir confirmer au lit des malades ce qu'il annonce. L'occasion s'est présentée,
j'ai suivi avec lui quatres petites-véroles con-
fluentes et des plus graves; une d'elles accompagnée de pustules gangréneuses; toutes se sont
terminées heureusement. Ces faits et d'autres de
petite-véroles moins dangereuses m'ont engagé à
adopter le traitement indiqué dans l'ouvrage du
docteur Goetz, et à l'employer dans l'épidémie
régnante. Je dois à la vérité de vous dire que de
plusieurs enfans attaqués de la petite-vérole confluente et compliquée d'angine, je n'en ai perdu
qu'un âgé d'onze mois et qui se trouvait dans
le travail de la dentition. Je ne vous parle pas
des petites-véroles discrètes, il est généralement
reconnu qu'elles guérissent en les abandonnant
aux ressources de la nature, et presque sans le
secours de l'art. Tels sont les faits que j'ai cru
devoir vous exposer.

Salut,

L.-ANDRÉ BEAUVAIS.

L'adoption que le cit. L.-André Beauvais, médecin, paraît faire de ma méthode curative in-
diquée dans mon ouvrage sur les différentes es-

pèces de petites-véroles naturelles et artificielles ; imprimé à Paris en 1790 , chez Croulebois , rue des Mathurins , me flatte d'autant plus que ce jeune praticien a déjà fait de grands pas pour arriver à une célébrité justement méritée. Qu'il me permette seulement de lui observer que je pourrais lui citer un grand nombre de faits qui lui prouveraient sans réplique que ces petites-véroles discrètes qu'il prétend se guérir d'elles-mêmes en les abandonnant aux simples ressources de la nature , ne sont pas toujours telles qu'il se l'imagine. Qu'il soit bien persuadé que l'on ne doit attribuer qu'à l'abandon de tout soin curatif dans ces petites-véroles discrètes dont il parle , les accidens fàcheux , subséquens qui paraissaient sous différentes formes , et qui ne peuvent échapper à l'œil éclairé d'un praticien expérimenté. Nombre de maladies sont la suite d'une petite-vérole , quoique de la meilleure qualité possible , abandonnée à elle-même. La nature est bonne sans doute , mais il faut toujours l'aider un peu si l'on ne veut un jour recueillir les fruits amers de la négligence.

.Dans le nombre des praticiens estimables qui ont suivi jour par jour le traitement que j'ai employé pour arracher à la mort , j'ose le dire , la dame intéressante qui a éprouvé cette pe itevérole , dont le médecin Despines vient de rendre un compte exacte. — Plusieurs l'on fait dans la louable intention de se l'approprier pour l'utilité générale, d'autres n'ont peut-être pas été d'abord conduit par un motif aussi pur, et la curiosité est entrée pour beaucoup dans leur assiduité à voir journellement ma malade. Je les engage à publier ce qu'ils ont vû , ils auront peut-être apperçu des particularités qui auront échappées aux autres. Je les remercie bien sincèrement de l'honneur qu'ils m'ont fait , et les prie de me faire parvenir leurs observations. Je ne peux que m'instruire avec eux , car la médecine est une langue dont on connait à peine l'alphabet quand il faut *saluer la compagnie.*

Un antagoniste aussi prononcé contre la Vaccine , que le docteur Vaume , mon ami , doit-il se trouver dans le nombre de ces praticiens célèbres dont j'invoque le témoignage. Ne pourrat-on pas lui dire , *vous êtes orfèvre , monsieur Josse.* . . . . . Son nom ne peut qu'ajouter , *si* la chose était possible , un nouveau poid à l'autorité du jeune médecin qui a décrit le cours de la maladie dont le docteur Vaume a suivi très-exactement le développement. Je croirais me manquer à moi-même si je ne lui faisais hommage de tout ce que m'ont dit d'honnête, des personnes dont l'approbation est bien faite pour flatter. Je n'ai rien fait sans le consulter , et ses observations toujours judicieuses et profondes ont assuré la marche que j'ai constamment suivi. Cette maladie lui a paru d'une nature à ne pouvoir raisonnablement en espérer la guérison. La lettre qu'il vient de m'écrire et que je ne transcris que parce qu'elle a un rapport direct avec le traitement de la petite-vérole de cette dame , est une nouvelle preuve que les hommes à grands talens sont toujours modestes ; il semblerait qu'il n'est entré pour rien dans cette cure peu commune.

Paris , ce 5 frimaire.

JE viens d'apprendre M. et très-cher confrère , que les soins que vous avez donné à Madame *** avaient obtenu le plus heureux succès. Il est vrai que mon pronostic sur la maladie dont elle était attaquée avait été désavantageux. Il m'était bien permis de vous témoigner des inquétudes en voyant qu'il était question d'une petite-vérole naturelle devenue confluente , et qu'à la suite de cet événement ordinaire il était survenu un délire continuel et violent , occasionné par un restant de lait qui s'était porté à la tête, et par une révolution subiteé prouvée en se voyant à l'âge de 26 ans privée des charmes d'une figure charmante à laquelle il lui était permis de mettre un grand prix. Il ne fallait pas ce nouveau succès pour me convaincre de l'excellence de votre méthode dans le traitement de la petite-vérole , soit naturelle soit artificielle. Mais je dois à présent ajouter qu'il ne me paraît plus possible de mourir de cette maladie lorsqu'elle sera traitée suivant vos principes.

Agréez , Monsieur et cher confrère , l'expression de mes sentimens d'amitié et de considération.

VAUME , *docteur en médecine.*

Dieu seul est le maître de notre existence, il peut selon sa volonté ajouter ou retrancher de nos jours. Mais s'il a voulu par ses décrets éternels que l'homme éprouva dans le cours plus ou moins long de sa vie une altération dans les principes qui constituent son être , il a permis aussi que le remède se trouvât à côté de la maladie , et l'art de la médecine est l'instrument dont sa main bienfaisante s'est servi. Mais cet art sublime qui renferme en lui tant de connaissances ne peut s'acquérir qu'en se livrant sérieusement à l'étude de la nature, et en cherchant à l'imiter dans sa marche toujours simple.

Or, que nous dit-elle la nature ? Que si les acides et les alkalis sont toujours en opposition, que si le chaud ne peut-être combattu que par le froid qui est son contraire, de même on ne peut espérer d'obvier à tous les accidens qu'apportent nécessairement une maladie inflammatoire pestilentielle tant qu'on ne donnnera point au malade la liberté de respirer un air pur, et qu'on s'obstinera à l'ensevelir dans une atmosphère dont la malignité ne peut qu'augmenter par la concentration successive des parties aériformes infectées de miasmes pleins de putridité. Telle est la petite-vérole, l'air libre est le premier remède que nous offre l'indulgente nature. C'est à lui, oui à lui seul que je dois ces effets qui cesseraient de paraître étonnans si l'on voulait réfléchir un moment que sans l'aspiration non interrompue d'un air libre, l'on obtient que difficilement la prompte et entière guérison d'une maladie dont une douce chaleur bien combinée avec un air pur doit cependant expulser au-dehors l'humeur morbifique.

Je pourrais, si je ne craignais de fatiguer la patience de mes lecteurs, tracer ici le traitement que je mets constamment en pratique. Mais l'ayant déjà décrit dans mon traité, avec toutes les modifications qu'exigent la variété des petites-véroles et la différence des tempéramens , je m'abstiendrai d'en parler plus au long.

Je respecte les opinions de mes confrères , lors même qu'elles sont totalement différentes des miennes ; mais je me regarderais comme criminel envers la société si j'abandonnais les moyens qui n'ont jamais trompé mes soins et l'espérance de ceux qui m'ont honoré de leur confiance, pour m'attacher à d'autres que je vois tous les jours avoir une fin malheureuse.

Tant que le caractère inconstant de la plus aimable et de la plus heureuse nation de l'univers ne la portera qu'à varier ses goûts sur le choix d'un ridicule , l'homme sensé ne fera qu'en rire ; mais quand par ce même principe d'inconstance elle croira pouvoir jouer sa santé à la baisse ou à la hausse; quand on la verra sans aucune prévoyance, pour la suite, altérer la pureté de son sang par la transfusion de l'humeur morbifique d'un animal visiblement infecté par une espèce de lépre ou de gale , avec autant et même plus de facilité qu'elle n'en met dans les choses de la plus légère consé-quence , l'on ne peut alors s'empêcher de gémir sur l'insouciance des hommes pour un trésor aussi précieux que leur santé ; l'on est embarrassé de décider si la facilité des pères et des mères à compromettre la salubrité de toutes les géné-rations à venir , n'est pas aussi condamnable que la hardiesse inconcevable d'un système qui , en le supposant même bon , ne pouvait avoir encore porté dans les esprits la convic-tion de l'expérience quand ses inventeurs l'ont mis au jour et donné au public comme un préservatif assuré.

Entraîné par mon sujet , j'ai donné à mes réflexions plus d'étendue que je ne m'étais pro-posé en prenant la plume. Mon unique but a été de rassembler sous un petit cadre suffisam-ment de faits authentiques qui prouvent que la Vaccine substituée à l'inoculation par le virus humain , n'a aucuns des avantages qu'on lui at-tribue , et que partant il est inconcevable comment on a pu la qualifier de vrai préservatif de la petite-vérole, lorsque la vérité s'élève fortement contre cet étrange paradoxe. Je crois connaître aussi bien que qui que ce soit tous les effets qu'elle peut produire dans l'économie animale, ainsi le docteur Mongenot doit être bien certain que ce n'est ni par *ignorance*, ni par *obstination*, et encore moins par un motif avilissant, que l'on ne peut soupçonner dans les autres quand on ne trouve rien de semblable en soi-même, si je ne me range pas sous ses étendarts. Les faits dont j'ai été et suis témoins tous les jours, faits qui ne sont étrangers à personne, me confirment invariablement dans le principe que ce que l'on nomme vraie Vaccine ne préserve pas de la petite-vérole, et que la fausse est encore beaucoup plus dangereuse. Il faut être plus qu'imprudent pour avoir osé ajouter une nouvelle maladie inconnue jusqu'à nos jours à la masse déjà trop pésante des maux sous lesquels l'humanité succombe. Je crois avec plaisir à la pureté de l'intention, mais tout n'a-t-il pas sa marche dans la nature? Et le bien lui-même n'est-il pas soumis aux lois éternelles d'une sage graduation. Une heureuse expérience, non d'un jour, d'une année, mais d'un nombre plus multiplié, peut seule faire excuser le téméraire qui pour arriver plus promptement à un mieux , peut-être hypotéthique , détruit le bien réel qu'il trouve établi.

J'ai dit dans cet ouvrage que la Vaccine produirait un jour les effets les plus funestes ; ce que j'ai vu change mon opinion en certitude , et non obstant l'incroyable activité , le zèle infatiguable de ses ardens missionnaires , jamais , non malheureusement jamais la petite-vérole sera anéantie par leur prétendu préservatif ; mais elle sera combattue avec un succès toujours assuré , et ses dangers disparaîtront quand elle sera traitée par d'habiles praticiens qui auront fait de cette maladie une étude constante et particulière. . . .

De Vaccina satis. . . . . .

N O T A.

Article à ajouter à celui de Faits.

Madame Breton , rue St.-Fiacre , au coin du boulevárd , a fait subir l'opération de la Vaccine à une de ses filles , âgée de six ans , très-

bien portante. La Vaccine a parcouru toutes
ses périodes ; quelque tems après une affreuse
éruption boutonneuse a paru sur tout le corps
de cette interessante personne , puis a fini
par se jeter sur sa poitrine. Tout l'art des médecins et les soins de ses parens qui sont in-
consolables n'a pu la préserver de la mort.

F I N.

DE L'IMPRIMERIE DE VALADE,
RUE COQUILLIÈRE, n°. 404.